コミックエッセイ

片付けられないのはアスペルガー症候群のせいでした。

吉濱ツトム（発達障害カウンセラー）
漫画：カタノトモコ

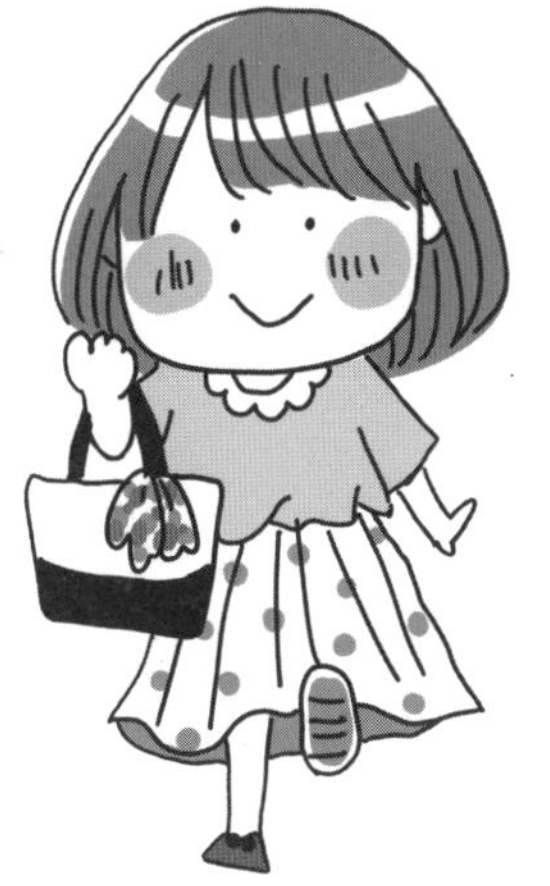

宝島社

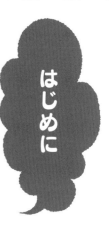

はじめに

この本を手に取ったということは、あなたは片付けが苦手な人なのでしょう。

かつ、「自分はアスペルガー症候群（略してアスペ）かもしれない」と疑念を抱いていたり、もしくはアスペルガー症候群と診断された人かもしれません。

空気が読めず（KY《ケーワイ》）生きにくいというアスペルガー症候群の気質を抱えつつ、部屋は散らかり放題。あなたはそんな自分に嫌気がさし、劣等感を抱いているかもしれません。

しかし、片付けられない自分を必要以上に卑下したり、責めたりしないでほしいのです。Chapter 1でも説明しますが、人間という生き物は、本来誰もが片付けられなくて当たり前。片付けられないというのは、何も特別おかしなことではないのです。

そして、この本でご紹介するように、片付けや掃除の取り組み方を変えれば、誰でも片付け上手になれます。

Chapter 2では、主にアスペルガー症候群の人の長所を活かした片付け方法を、Chapter 3ではアスペルガー症候群以外の人でも活用できる、片付け方法を紹介していきます。

片付けた自分にごほうびをあげる、捨てるルールと買うルールを決めるなど、どれも今日から取り組める方法ばかりで、特別な道具も高額な費用も必要ありません。

部屋を片付けるということは、自分の頭の中を整理する作業でもあります。そしてきれいに片付いた部屋は、新たなライフステージをもたらします。

この一冊があなたの毎日に秩序と平安、そして幸福をもたらす一助となれば幸いです。

発達障害カウンセラー　吉濱ツトム

目次
index

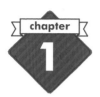

chapter 2

chapter 5

登場人物紹介

ハマさん

「超」がつくほどのアスペルガーな症状を自力で克服した猛者。毎度特殊な登場の仕方をするが、実体験に基づくアドバイスの精度は確かである。

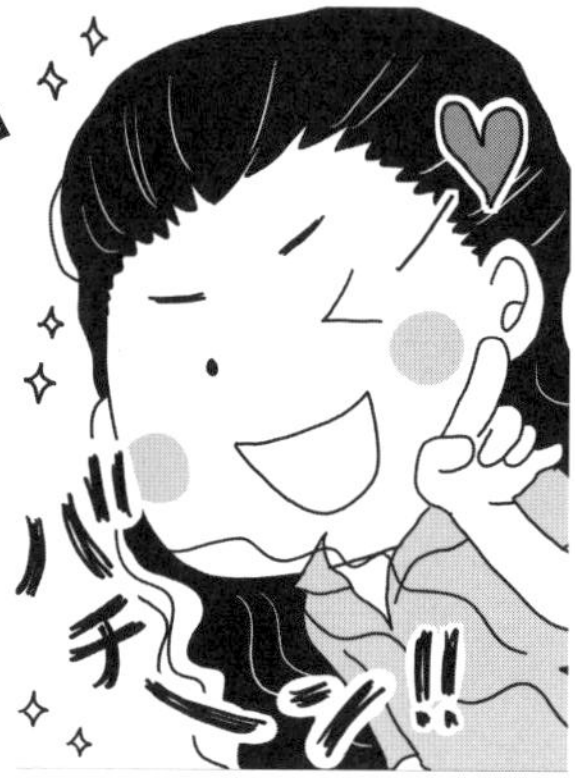

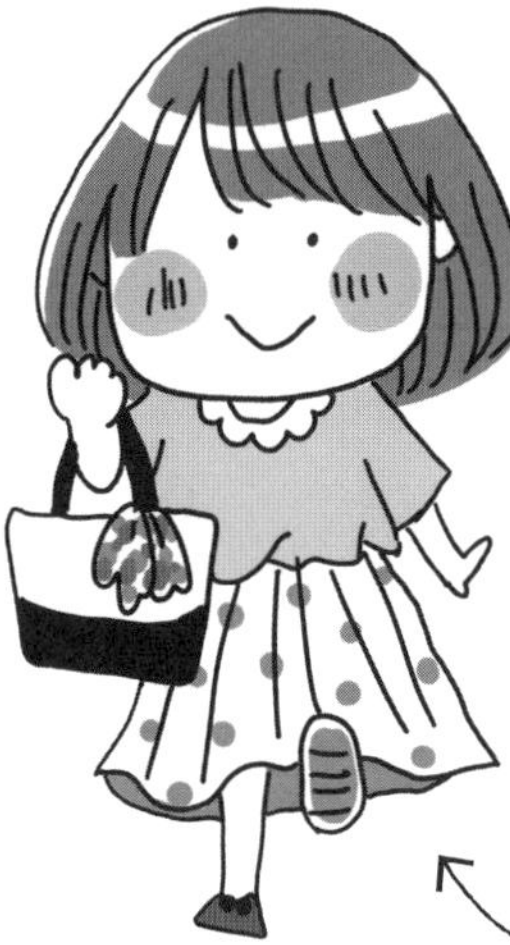

スー子

片付けが苦手なOL。ゴチャゴチャなデスクが物語るように仕事ぶりも鳴かず飛ばず。ハマさんと偶然出会い、実は自分が隠れアスペルガー症候群であったことを知る。

スー子の家族

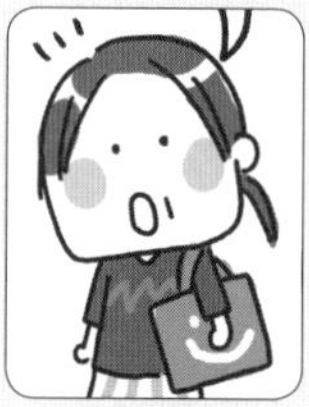

母
典型的な片付け下手な人。

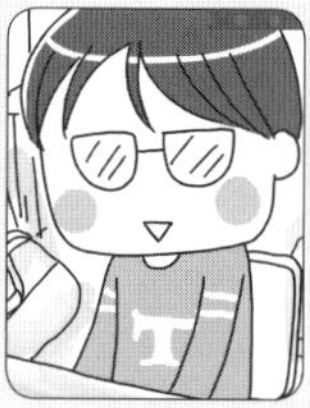

タダシ（スー子の従兄弟）
典型的なアスペルガー症候群。

スー子の職場の人々

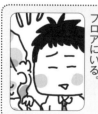

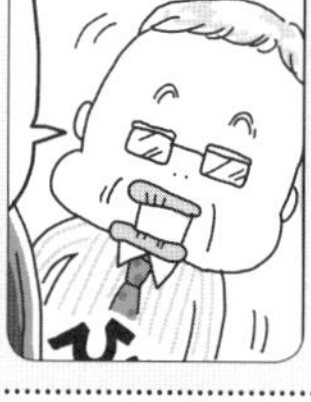

袴田部長
スー子の上司で、怒りの沸点は低い。

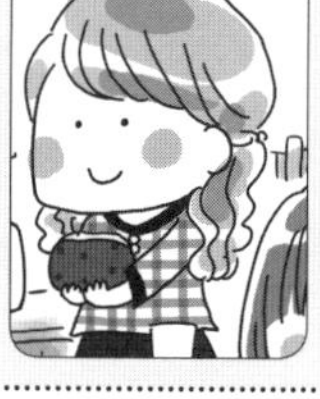

ミッコ先輩
スー子の隣のデスクに座っている。

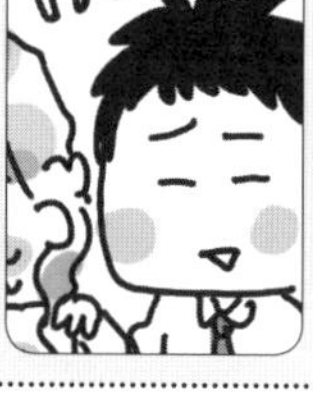

スズキ君
スー子の同期で同じフロアにいる。

prologue

プロローグ

私、アスペルガーかもしれない!?

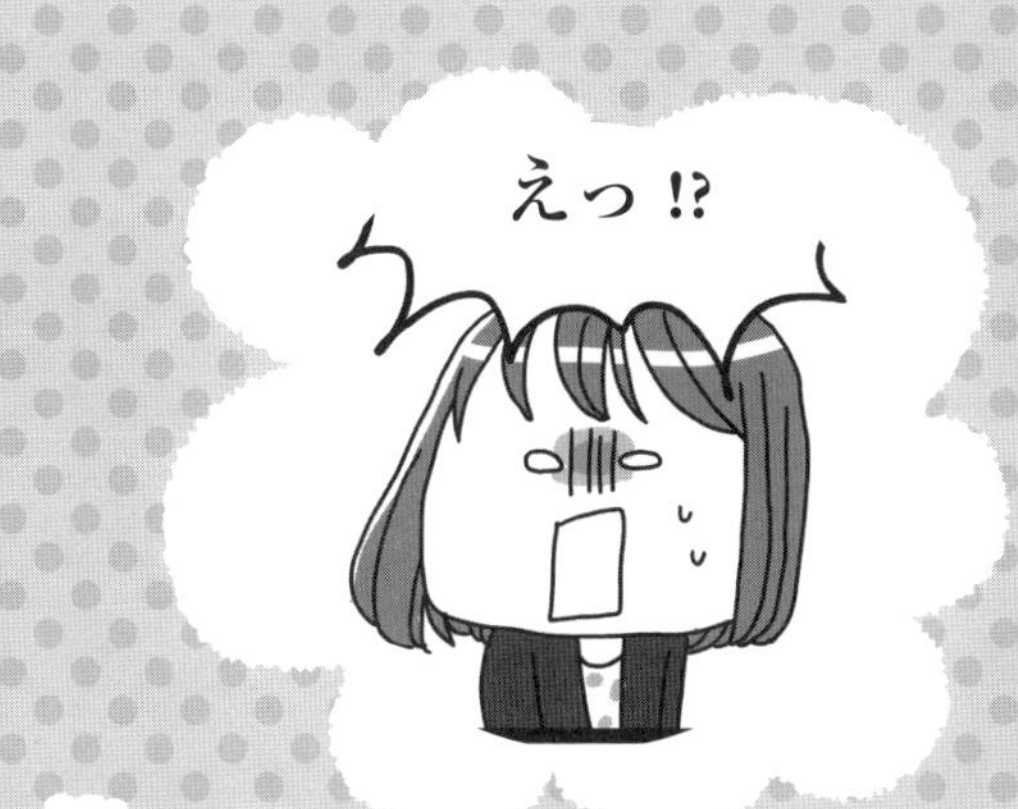

私、アスペルガーかもしれない!?

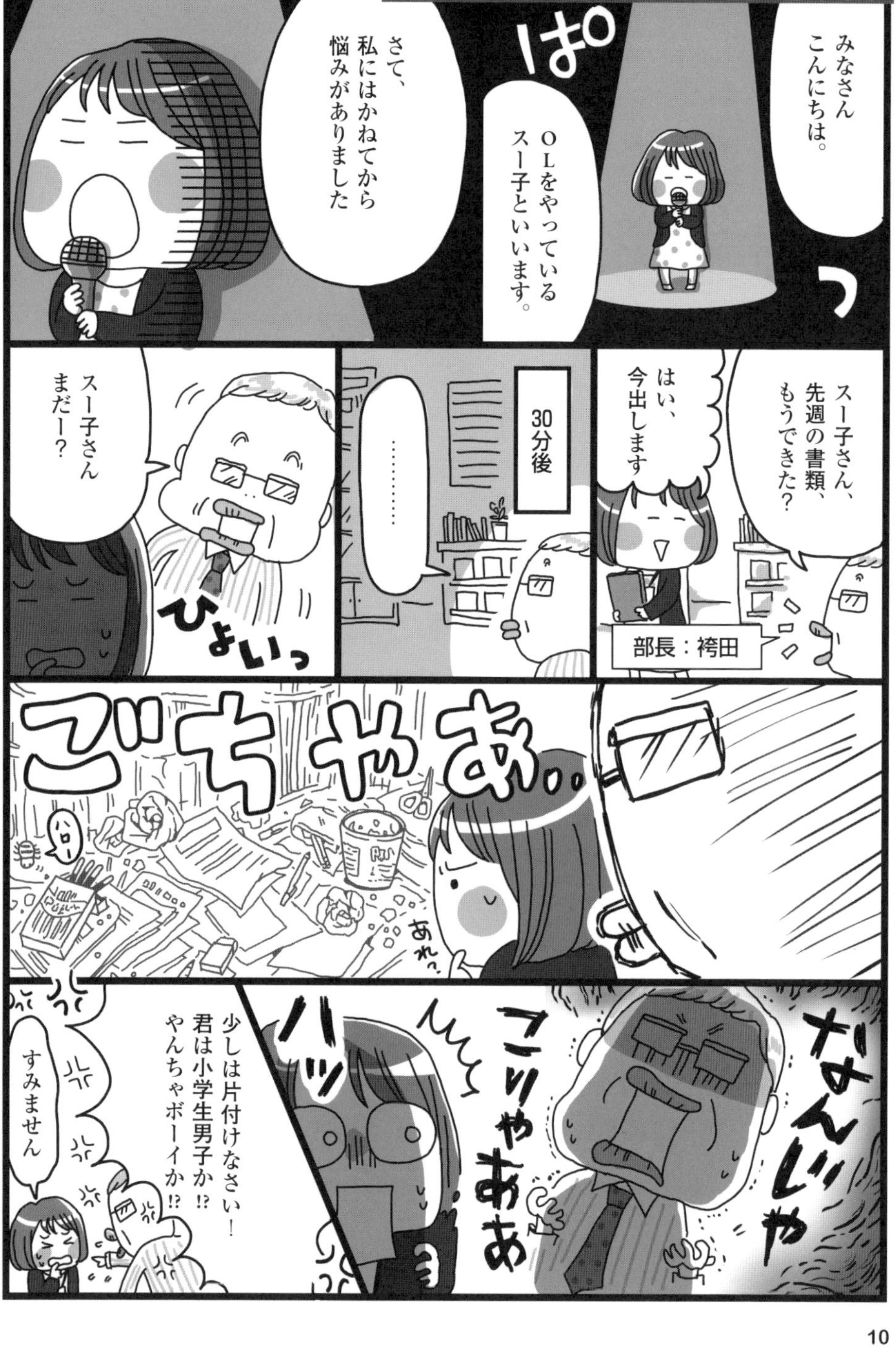
みなさん こんにちは。
っ
ぱ
OLをやっている スー子といいます。
さて、私にはかねてから悩みがありました
スー子さん、先週の書類、もうできた?
はい、今出します
部長：袴田
30分後
…………
スー子さん まだー?
ひょいっ
ごちゃあ…
ハロー
あれ?
なんじゃや
こりゃあああ
ハッ
少しは片付けなさい!
君は小学生男子か!?
やんちゃボーイか!?
すみません

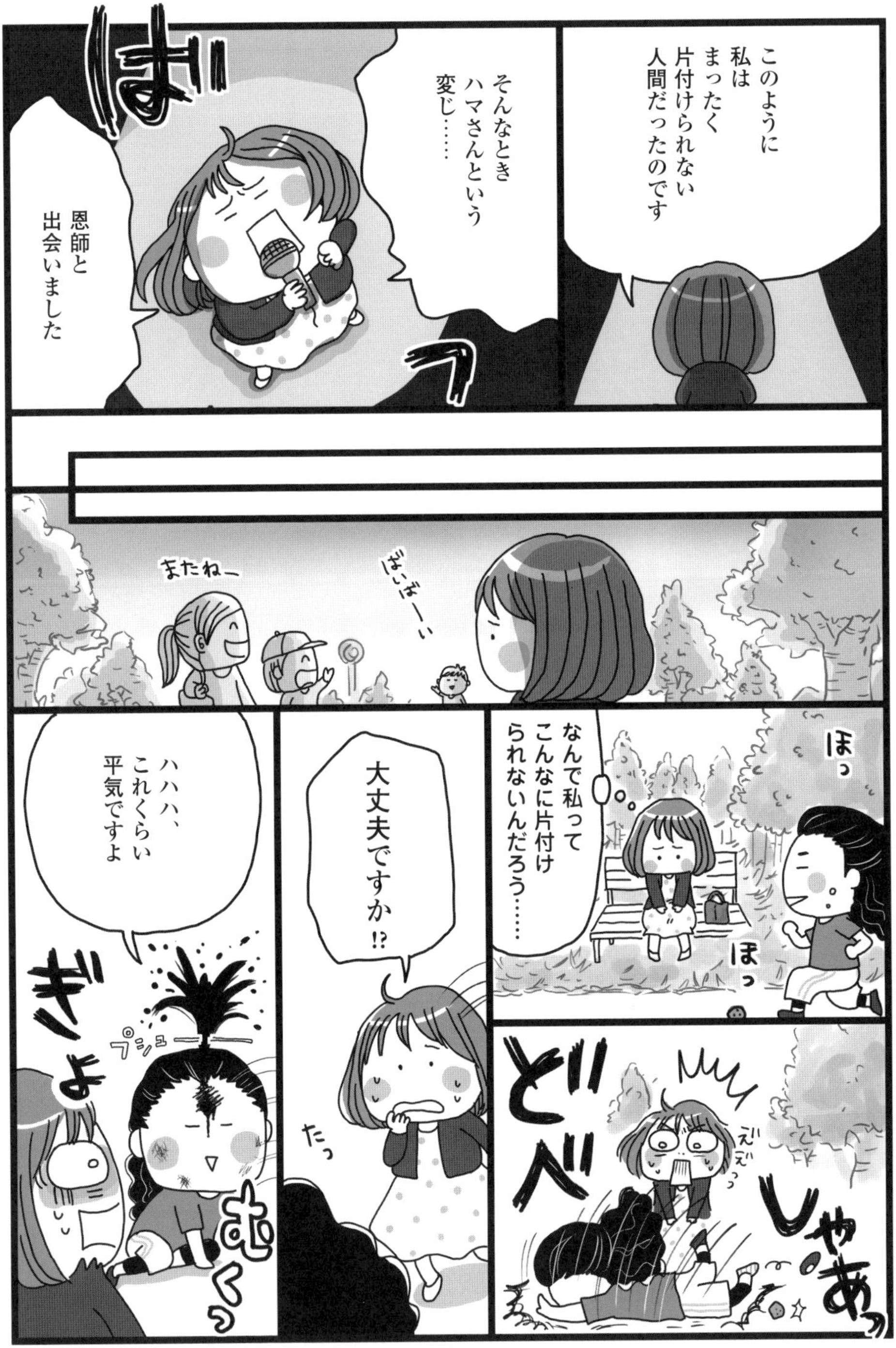
このように
私は
まったく
片付けられない
人間だったのです
そんなとき
ハマさんという
変じ……
恩師と
出会いました
ばいば――い
またねー
ほっ
なんで私って
こんなに片付け
られないんだろう……
ほっ
大丈夫ですか⁉
たっ
ハハハ、
これくらい
平気ですよ
プシュ――
むくっ
どべ
ええっ
しゃあっ

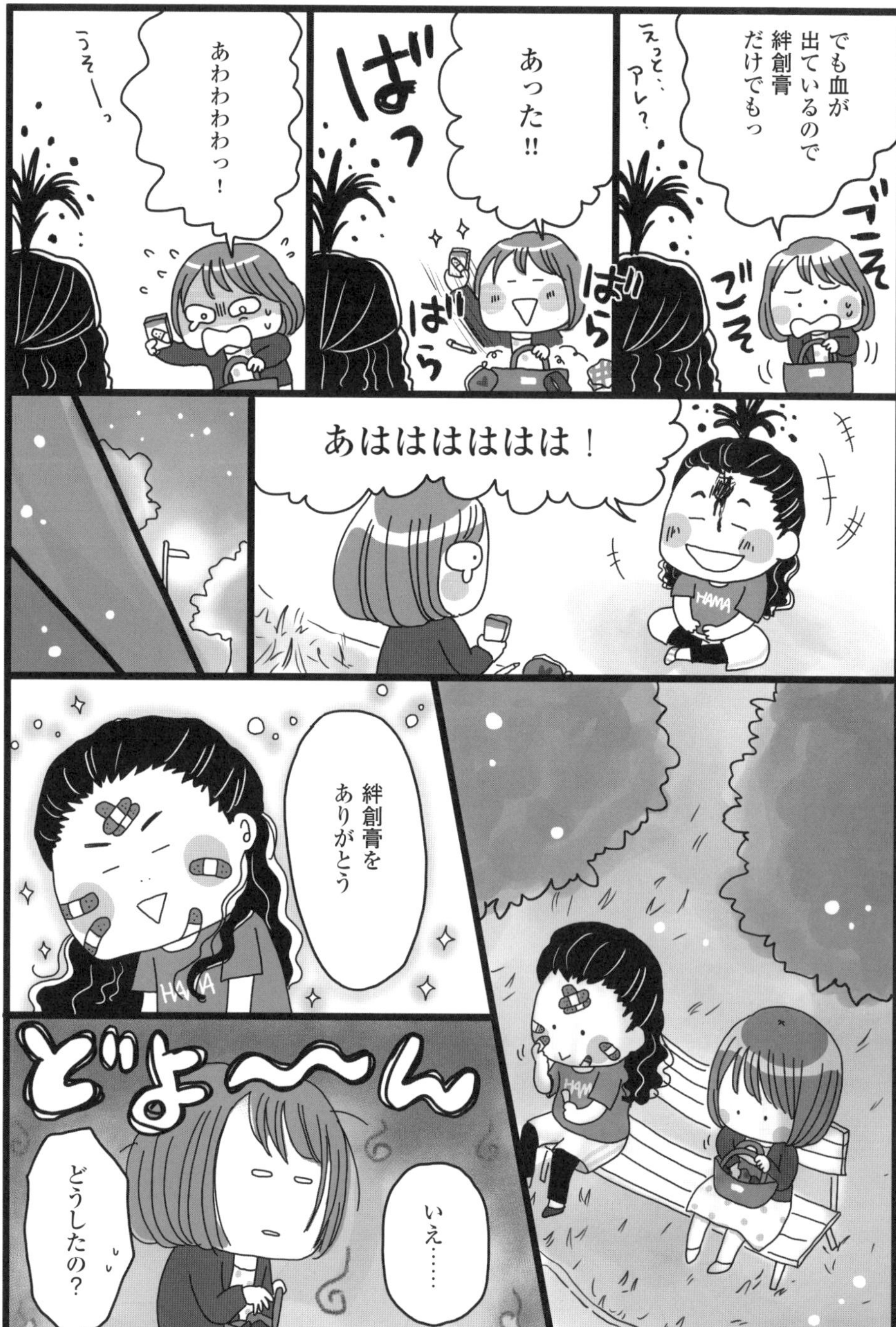

でも血が出ているので絆創膏だけでもっ
えっと、、アレ？
ごそごそ
あった!!
ばっ
ばらばら
あわわわわわっ！
うそ――っ
あはははははは！
絆創膏をありがとう
どよ～ん
いえ……
どうしたの？

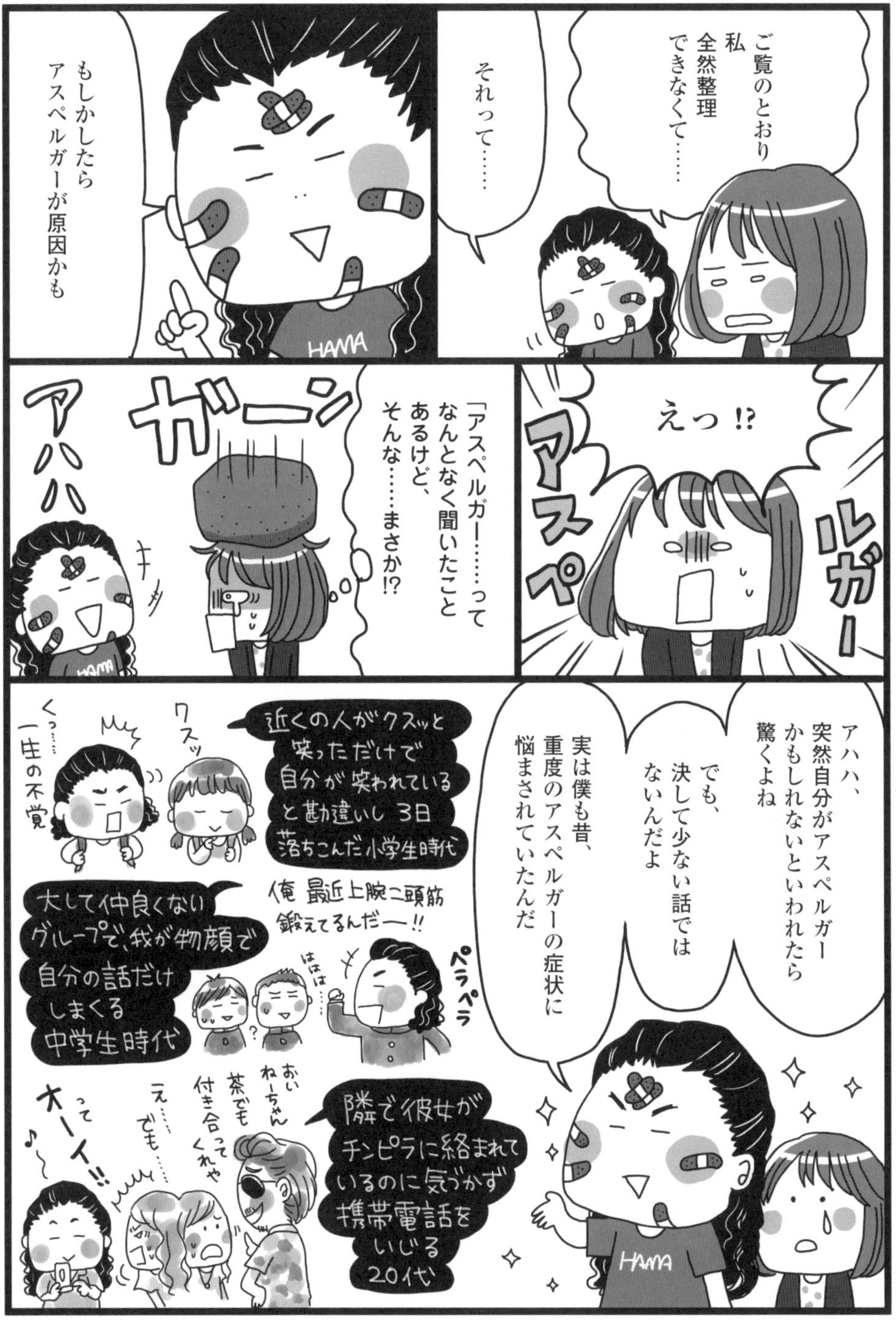
ご覧のとおり
私
全然整理
できなくて……
それって……
もしかしたら
アスペルガーが原因かも
HAMA
えっ⁉
アスペルガー
「アスペルガー……って
なんとなく聞いたこと
あるけど、
そんな……まさか⁉
ガーン
アハハ
HAMA
アハハ、
突然自分がアスペルガー
かもしれないといわれたら
驚くよね
でも、
決して少ない話では
ないんだよ
実は僕も昔、
重度のアスペルガーの症状に
悩まされていたんだ
HAMA
近くの人がクスッと
笑っただけで
自分が笑われている
と勘違いし 3日
落ちこんだ小学生時代
クスッ
くっ……
一生の不覚
大して仲良くない
グループで、我が物顔で
自分の話だけ
しまくる
中学生時代
俺 最近上腕二頭筋
鍛えてるんだ――!!
ははは……
ペラペラ
隣で彼女が
チンピラに絡まれて
いるのに気づかず
携帯電話を
いじる
20代
おい
ねーちゃん
茶でも
付き合って
くれや
え……
でも……
って
オーイ!!

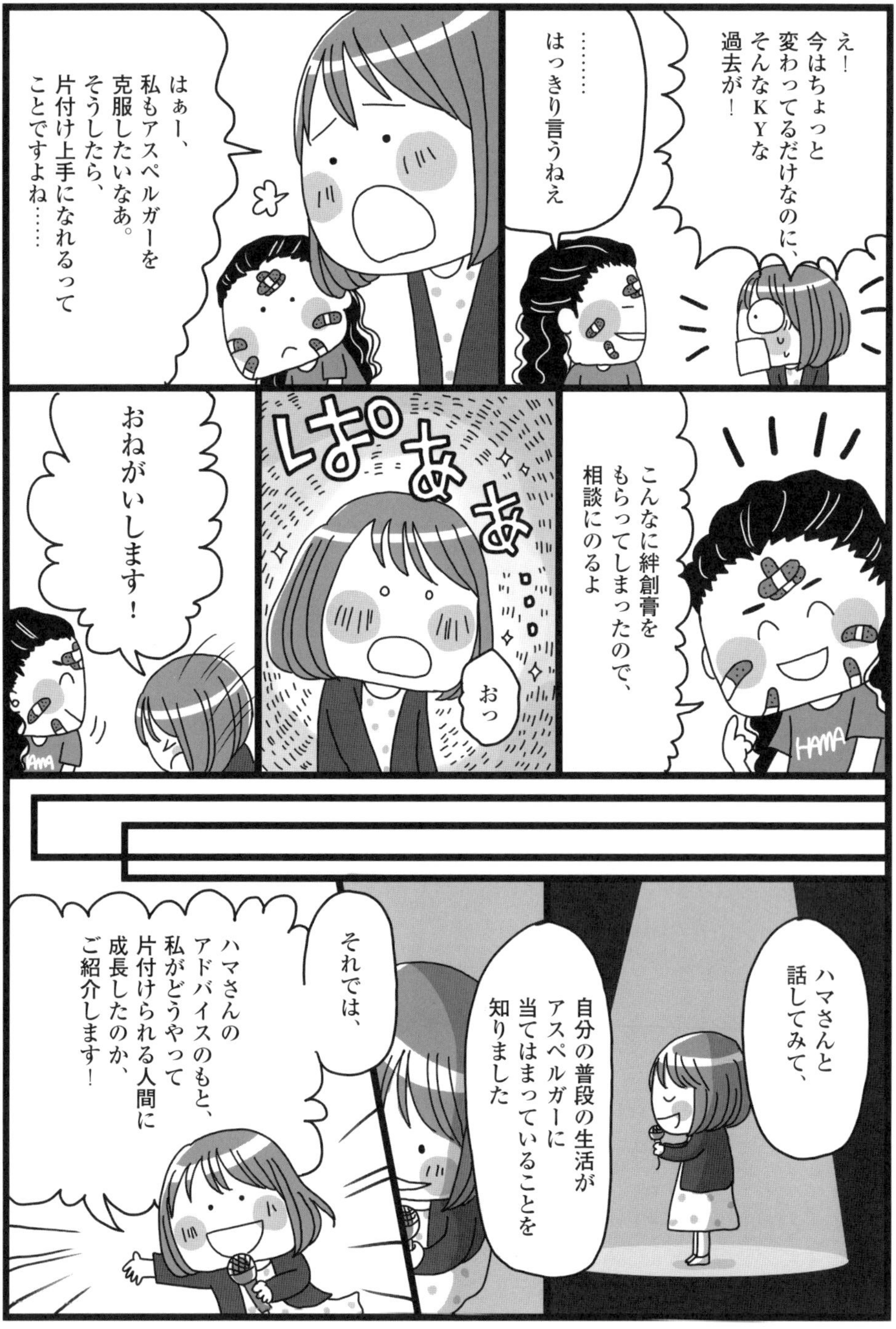

え！
今はちょっと
変わってるだけなのに、
そんなＫＹな
過去が！
……
はっきり言うねえ
はぁー、
私もアスペルガーを
克服したいなあ。
そうしたら、
片付け上手になれるって
ことですよね……
こんなに絆創膏を
もらってしまったので、
相談にのるよ
しよぉぁぁ
おっ
おねがいします！
ハマさんと
話してみて、
自分の普段の生活が
アスペルガーに
当てはまっていることを
知りました
それでは、
ハマさんの
アドバイスのもと、
私がどうやって
片付けられる人間に
成長したのか、
ご紹介します！

prologue

1 あなたもアスペルガー症候群なのかもしれない？

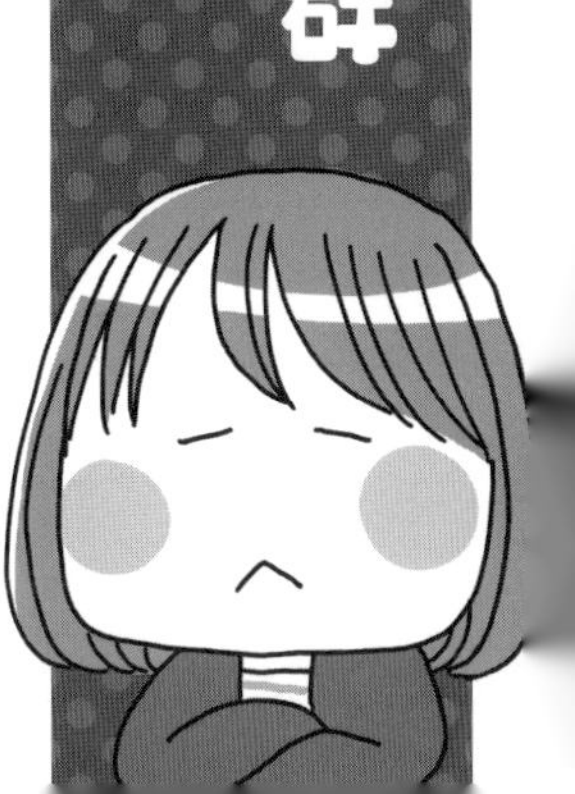

◆その悩みは発達障害が原因かもしれない

片付け下手という欠点は、自分では単なるウィークポイントの1つだと思っていたのに、ハマさんから「アスペルガー症候群かもしれない」と指摘されて驚いた様子のスー子さん。このように、発達障害であるゆえに日常生活でさまざまな不具合が生じていたのに、それに気がつけない人は少なからずいます。「ストレスがたまりやすい」「やる気が出ない」といった発達障害の症状は、心の持ちようが原因であると誤解されるケースが多いからです。そのため、自己啓発やスピリチュアル系の道へ走ってしまう人も多くいます。しかし、発達障害の症状は、考え方を変えたりヒーリングミュージックを聴いたりすることで改善するわけではありません。詳しくは後述しますが、必要なのは、より実地的で具体的な対処法です。あなたが長年悩まされている症状は、意外なやり方で改善するかもしれません。

prologue

② アスペルガーの多くの人は片付けられない！

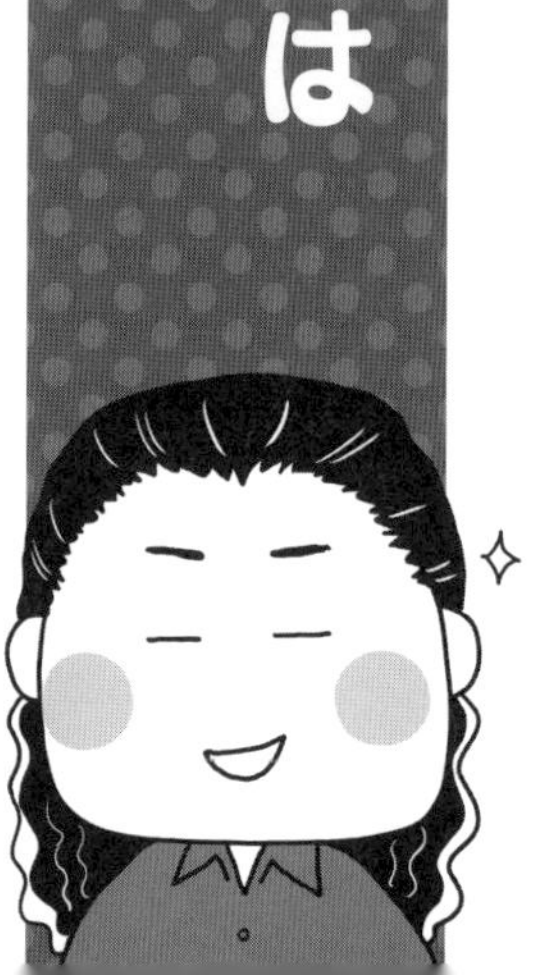

◆アスペルガー症候群は片付けの手順を想像できない

片付け上手な人と片付け下手な人の違いとは、なんでしょうか。

片付け上手な人の部屋をのぞいてみると、洋服や本、文房具類がそれぞれきちんと収納されています。洋服はクローゼットへ、本は本棚へ、文房具はデスクへ、あるべき場所に入れられているのです。

当たり前のことかもしれませんが、片付け下手の人には、どうにもこれが難しい。洋服も本も文房具も、一緒くたに床で絡まり合っているのです。

なぜなら、片付け下手の人は、モノをどのタイミングでどこへ収めればよいのか、わからないから。想像が及ばないといい換えることができるでしょう。

実はこれ、アスペルガー症候群の特徴でもあります。

アスペルガー症候群の人は、前頭葉が萎縮しているため、何をどこに置けばうまく収まるのかという想像力を働かせることが得意ではありません。そのため、アスペルガー症候群の多くの人は片付けが苦手なのです。

さらに、前頭葉の機能不全として挙げられる意志力・継続力が弱いという点も、片付けが苦手な理由です。

ただ、アスペルガー症候群のすべての人が片付け下手というわけではありませんし、片付け下手だからアスペルガー症候群であるということでもありません。必ずしも、片付け下手＝アスペルガー症候群であるとはいえないということを明記しておきます。

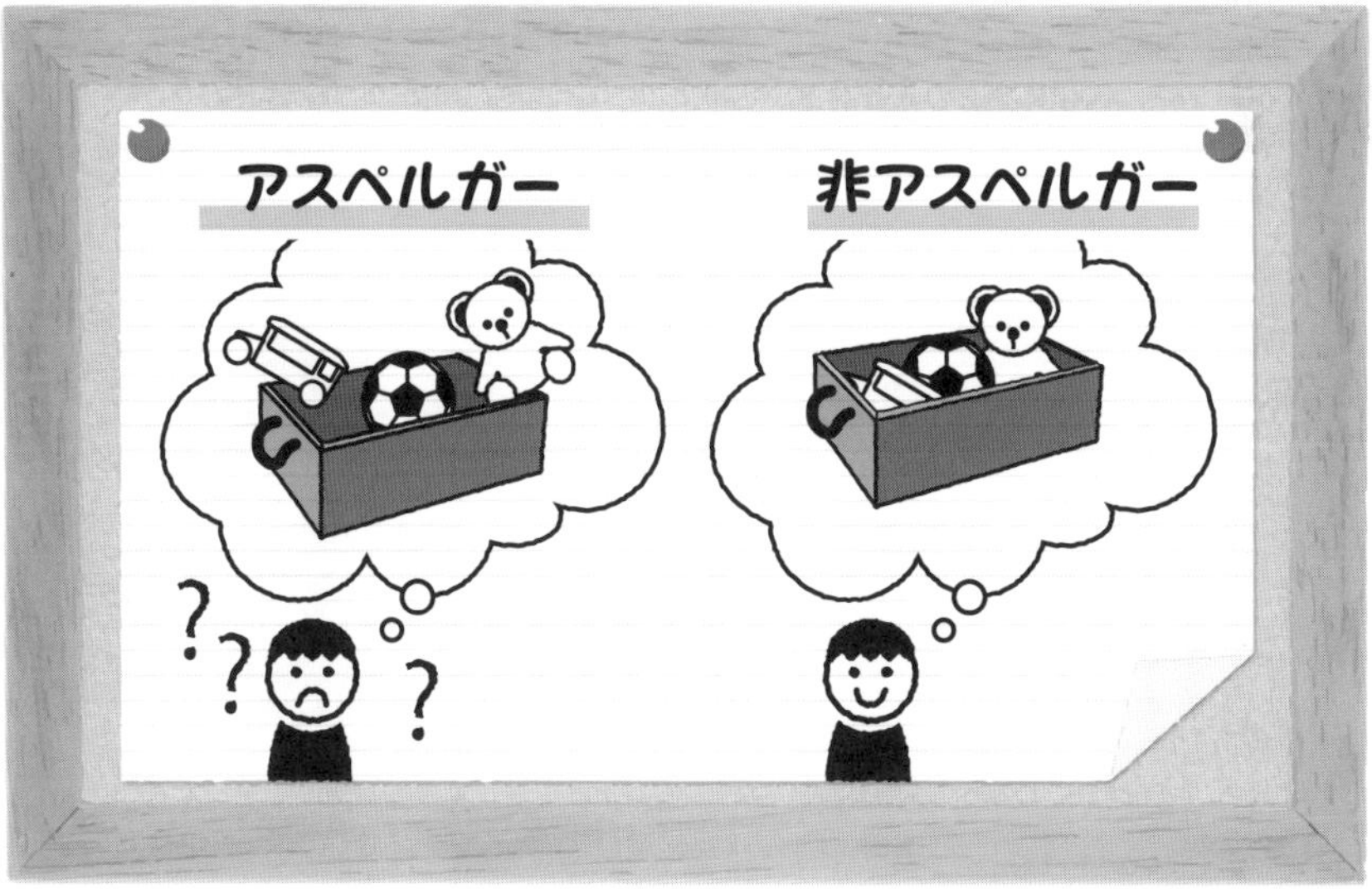

prologue

3 アスペルガー症候群は発達障害の１つ

◆発達障害は本人の怠惰が原因ではない

ひとくちにアスペルガー症候群といっても、ＬＤ（学習障害）・自閉症・ＡＤＨＤ（注意欠陥・多動性障害）など、たくさんの類似の障害を聞いたことがあるでしょう。これらの用語を聞かされても、違いがよくわからず、どれがどんな障害を表しているのかわからないという人も多いはず。実はこれらの障害は、すべて発達障害の一種なのです。

発達障害は、集中力がなくてじっとしていられないという行動障害を抱えるＡＤＨＤ、読み書きや計算など、特定の能力のみに障害があるＬＤ、社会性・コミュニケーション能力に障害がある広汎性発達障害に分けられます。広汎性発達障害は、レット障害、小児期崩壊性障害、自閉症スペクトラムに分けられ、この自閉症スペクトラムのなかで、対人

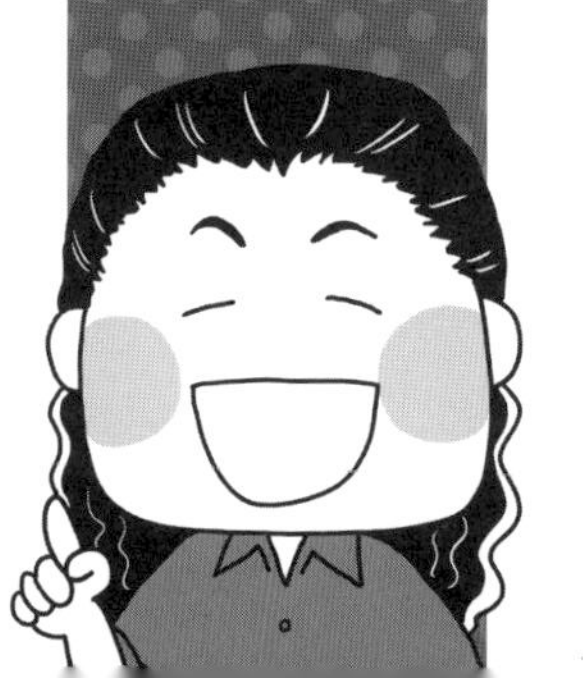

関係に障害があったり、強いこだわりをもっていたりする人々をアスペルガー症候群と呼んでいます。アスペルガー症候群は、広義の意味で自閉症といえるのです。自閉症は、強いこだわりをもつなど、アスペルガー症候群とよく似た症状がありますが、他人の言葉をオウム返しにしたり、目を合わせることができないなど、アスペルガー症候群よりもさらにコミュニケーション能力に壁があります。

これらの障害で共通していえるのは、障害の原因は、決して本人の怠惰や親の愛情不足などではなく、生まれつきの脳機能障害であることが多いという点です。根本的な治療方法はありませんが、世の中を生きやすくする工夫はいくらでもあるのです。

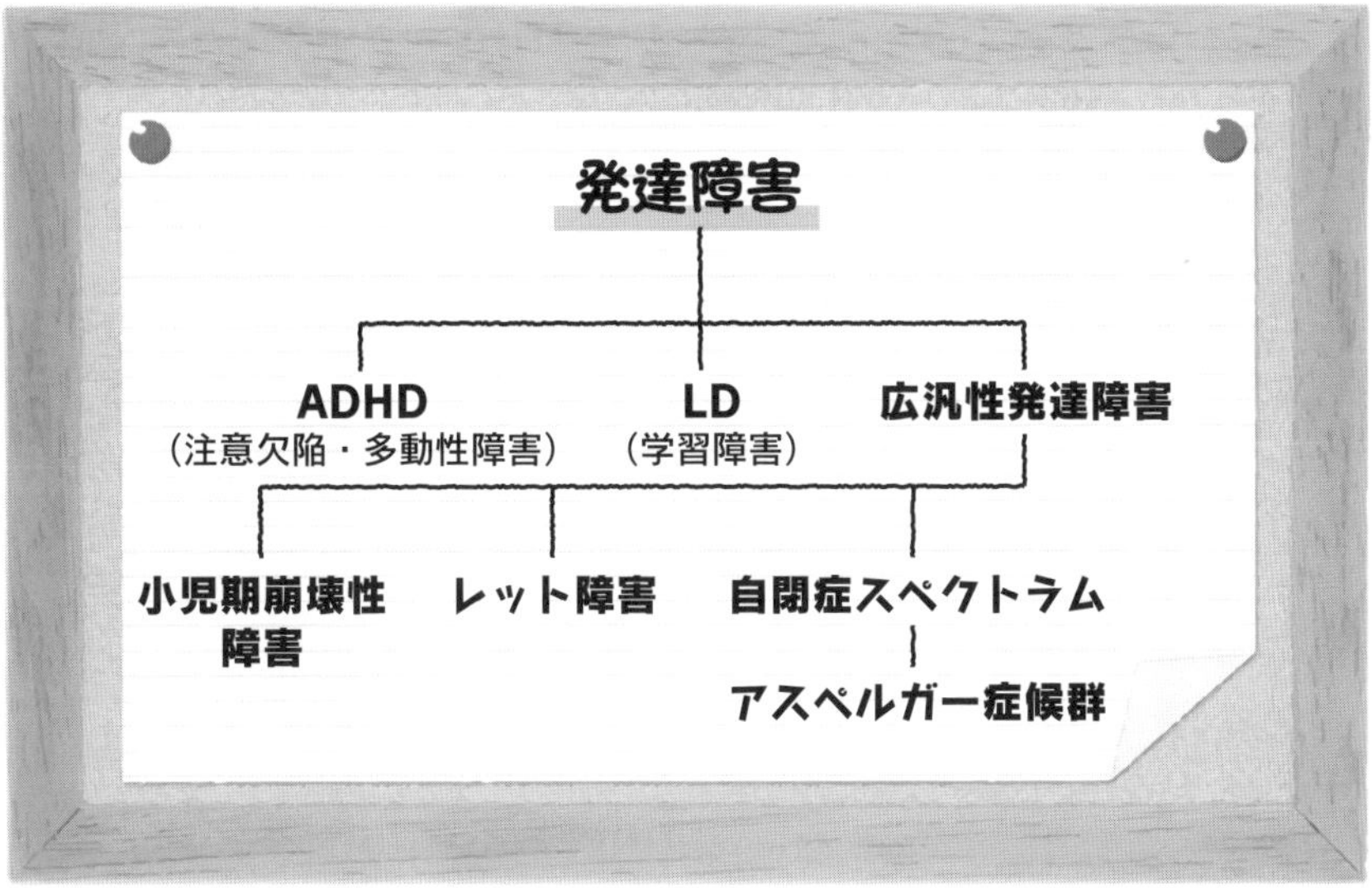

prologue

４ アスペルガー症候群とはどんな人のこと？

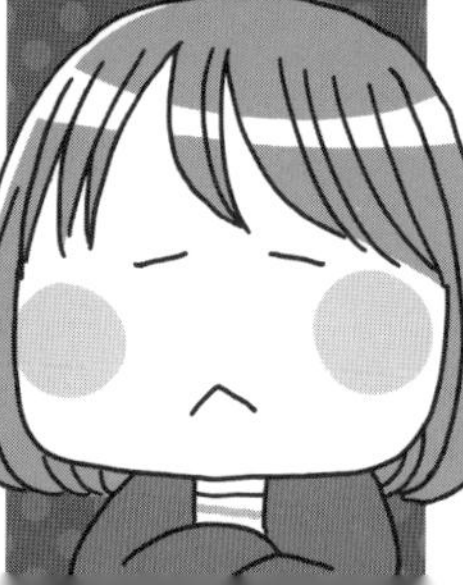

◆何に対して反応するかは常に違う

発達障害から症状ごとに細かく枝分かれしたアスペルガー症候群ですが、アスペルガー症候群も、医学的に次の３つのタイプに分けられます。

●受け身型

自分から他人に近づこうとせず、受け身体質の人。人に誘われて出かけることはありますが、どれほど親しい間柄でも、滅多なことでは自分から連絡をとることはありません。ただ、メールでも電話でも相手からのリアクションには、きちんと返事をします。

●孤立型

自分の世界に閉じこもり、他者との関わり合いをもとうとしないタイプです。他人が怖かったり、興味がなかったりするため「受け身型」とは違い、相手からのメールや電話も完全に拒絶します。

●積極性奇異型

「受け身型」「孤立型」とは大きく異なり、自分から積極的に他者に関わっていきますが、相手の表情や言葉の行間を読むことができず、自分本位な振る舞いをしてしまいます。

アスペルガー症候群の種類

受け身型

自分から積極的に他人に関わろうとしないが、誘われれば承諾するタイプの人。

積極性奇異型

一方的なコミュニケーションが特徴で、自分さえよければそれで幸せな、空気の読めないタイプの人。

孤立型

他人とのコミュニケーションを拒絶し、自分の世界に閉じこもるタイプの人。

prologue

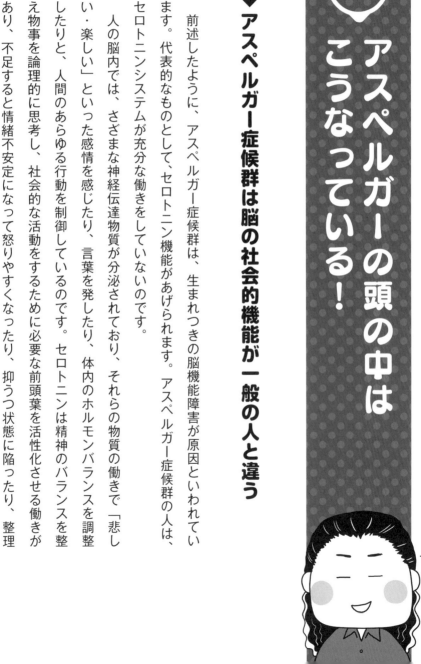

5 アスペルガーの頭の中はこうなっている！

◆アスペルガー症候群は脳の社会的機能が一般の人と違う

前述したように、アスペルガー症候群は、生まれつきの脳機能障害が原因といわれています。代表的なものとして、セロトニン機能があげられます。アスペルガー症候群の人は、セロトニンシステムが充分な働きをしていないのです。

人の脳内では、さざまな神経伝達物質が分泌されており、それらの物質の働きで「悲しい・楽しい」といった感情を感じたり、言葉を発したり、体内のホルモンバランスを調整したりと、人間のあらゆる行動を制御しているのです。セロトニンは精神のバランスを整え物事を論理的に思考し、社会的な活動をするために必要な前頭葉を活性化させる働きがあり、不足すると情緒不安定になって怒りやすくなったり、抑うつ状態に陥ったり、整理整頓ができなくなったりします。

こういったセロトニン不足のせいで、対人関係に積極的になれない、興味をもつ対象が限定されるなどのアスペルガー特有の行動へつながっていくわけです。

生まれつきセロトニンシステムに異常があるため、アスペルガー症候群の人は、セロトニンを分泌させる工夫をしなければなりません。そうすることで、アスペルガー症候群の人々が感じている世の中での生きにくさは、ずっと改善されていくでしょう。

セロトニンの分泌を促したり、脳機能を改善させたりする詳しい方法は Chapter 1 に譲ります。

アスペルガー症候群の特徴の例

- ☑ 一度に二つ以上のことを同時にできない
- ☑ 他人に対して緊張する
- ☑ 人の言葉の裏を読めない
- ☑ ちょっとしたことでパニックを起こしてしまう

prologue

6

アスペルガー症候群は恥ずべきハンディキャップではない

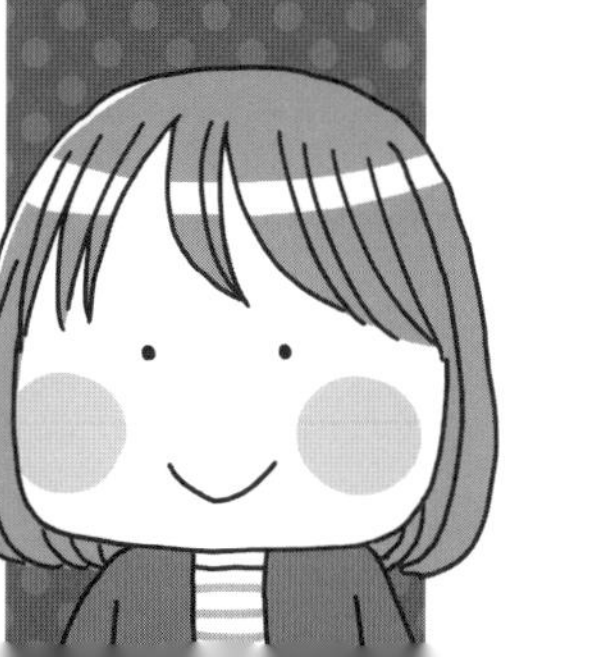

◆先進諸国の中でも高い日本人のアスペ率

アスペルガー症候群という言葉が世間に広く認知されるまでは、極端に空気の読めない人、自己中心的な人などは「ちょっと変わった人」と見られていました。しかし、こうして発達障害のさまざまな症例が多くの人々に認知されるようになった現在、アスペルガー症候群の特徴を見て、「もしかして、自分もそうかもしれない」と思った人もいるはず。自分がアスペルガー症候群かもしれないと思ったとき、「障害だったのなら、これまでのこともしかたがない」と胸をなでおろす人もいれば、「自分は障害者じゃない！」と不安になったり、怒りの感情が芽生えたりする人もいるかもしれません。日本人では、アスペルガー症候群と診断を受けた人は２～２・５％にのぼります。先進諸国の平均が１％

といわれているので、世界的に見ても高い数字といえるでしょう。また、アスペルガー症候群の特徴がすべてあてはまっていないにしても、部分的にあてはまり、なんとなく社会になじめないと感じている「隠れアスペルガー」の人は、『ガイドブック アスペルガー症候群――親と専門家のために』（トニー・アトウッド著、東京書籍、１９９９年）などの資料から推察するに、日本でも40～50人に１人と決して低くない数字です。

また、「障害」と先ほどからいっていいますが、アスペルガー症候群は障害というよりも、１つの才能だと僕は思っています。普通の人にはない長所がたくさんあり、それを活かす工夫を知れば、今よりずっと輝いた人生を送れるはずです。

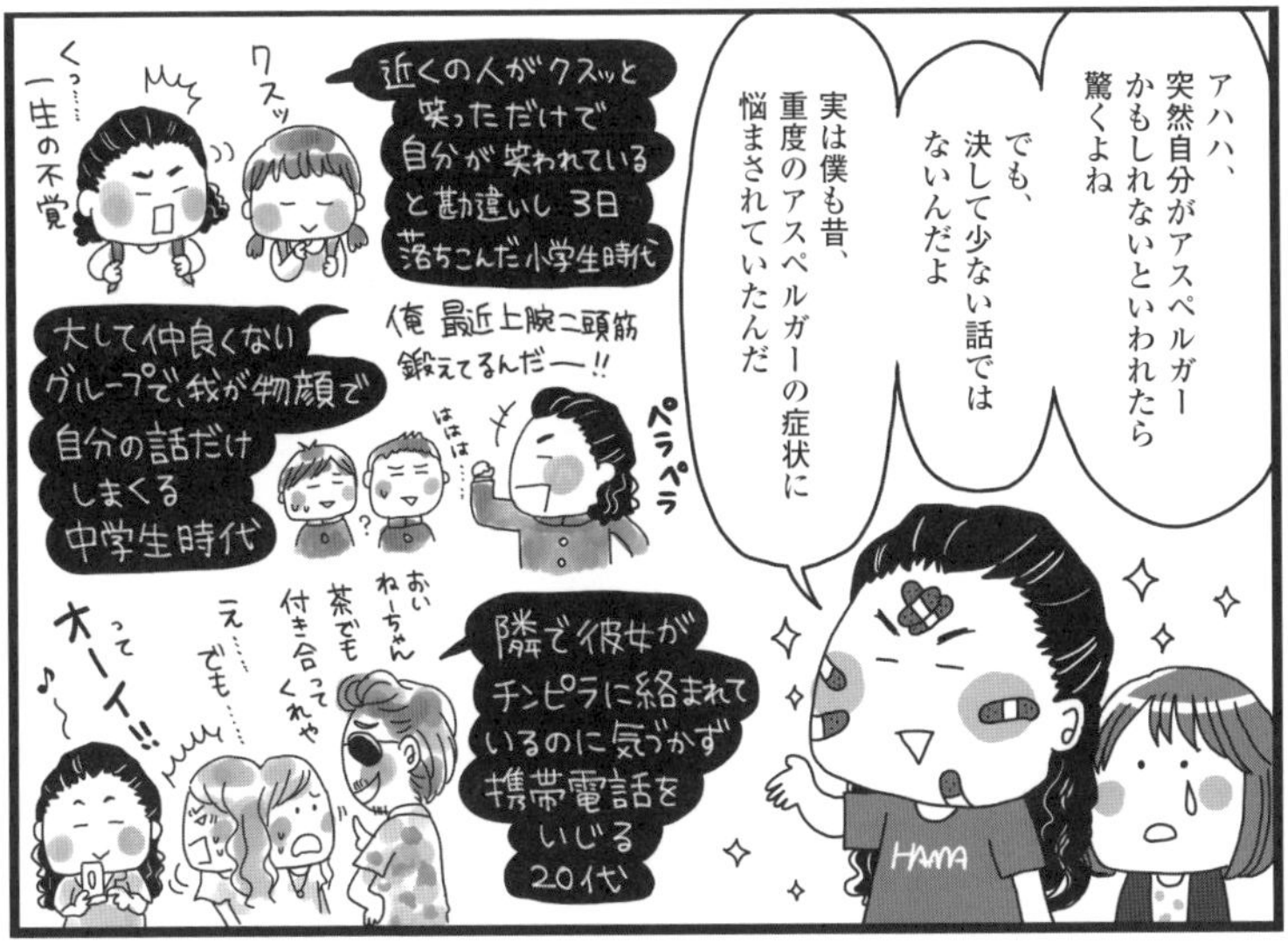
アハハ、突然自分がアスペルガーかもしれないといわれたら驚くよね
でも、決して少ない話ではないんだよ
実は僕も昔、重度のアスペルガーの症状に悩まされていたんだ
近くの人がクスッと笑っただけで自分が笑われていると勘違いし 3日落ちこんだ小学生時代
クスッ
くっ……一生の不覚
俺 最近上腕二頭筋鍛えてるんだ――!!
ペラペラ
ははは……
大して仲良くないグループで、我が物顔で自分の話だけしまくる中学生時代
隣で彼女がチンピラに絡まれているのに気づかず携帯電話をいじる20代
おいねーちゃん茶でも付き合ってくれや
え……でも……
オーイ!!って
HAMA

check + 1

アスペルガー症候群チェックテスト

当てはまる個数によって、アスペルガーの度合いを測れる診断テストを用意しました。あなたが、自分がなんとなく生きにくいと感じていたのは、スー子さんと同じようにアスペルガー症候群が理由だったのかもしれません。

問い	／
他人と目を合わせて話すことができない	
相手の表情から考えていることを推測することが苦手だ	
相手の身振り手振りの意味を理解できない場面が多々ある	
趣味は他人と共有するのではなく、一人で没頭するものと考えている	
自分の好きな映画や歌手などについて、他人に話すことはない	
たとえ長年の目標を達成しても、その喜びを親や友人、恋人と共有しようとは思わない	
周囲から感情をあまり表に出さないといわれる	
好きなことに夢中になると、周囲の物音は一切耳に入らない	
実用的ではないが、自分なりのルールがある（横断歩道で白線だけを踏むなど）	
自分にそのつもりはないのに「失礼な態度をとっている」「他人を傷つける言葉だ」と指摘される	

問い	／
相手の知らない固有名詞（自分の学生時代の友人の名前など）をたびたび会話に出して、ポカンとされる	
幼い頃、言葉を覚えるのに特に問題はなかった	
他人にとってはなんでもないことでも、激しく落ち込んでなかなか立ち直れない	
休憩時間に自分以外の人たちで集まっていても、特に気にならない	
空気が読めないと他人にいわれるが、その理由は思い当たらない	
パーティーや職場など公の場で、自分だけ趣の異なる服装（ドレスコードの人々のなか、自分だけカジュアルな服装など）でも気にならない	
ことわざやたとえ話をそのままの意味で受け取る（上司に「襟を正すように」といわれて、実際にシャツの襟元を整えるなど）	
声の出し方や会話のリズムなどで、「話し方が独特だね」と周囲からいわれる	
会話のキャッチボールが苦手で、相手の質問に押し黙ったり、いきなり別の話題に移ったりする	
本を読むならファンタジーや冒険活劇よりも、事典や図鑑を読んだほうが楽しい	
旧友や親と昔話をしているとき、「なんでそんなことまで覚えているの？」といわれる	
手足の動き方がぎこちないといわれる	

問い	／
少しでも物音があると眠れない	
においに敏感だ	
肌や髪の毛を他人に触れられるのが苦手	
人混みに苦痛を覚える	
強いストレスを感じると手足をバタつかせたり、身体を揺すったりする	

診断結果

○が 5 個以上 ➡ アスペルガー症候群の疑いアリ

日常生活に特に支障はなくとも、たびたび友人たちから「KY」と思われているはず。アスペルガー症候群の疑いがあります。

○が 8 個以上 ➡ 隠れアスペルガー症候群の可能性大

はっきりとした原因がないのに、なぜか生きにくいと感じているでしょう。40 ～ 60 人に 1 人はいる、隠れアスペルガー症候群の可能性があります。

○が 11 個以上 ➡ 典型的なアスペルガー症候群の可能性大

専門医にアスペルガー症候群と診断される可能性大の症状の強さです。専門の医療機関や支援センターに一度相談してみましょう。

※あくまで簡易的な診断テストです。厳密な診断結果を知りたい場合は、適切な医療機関を受診してください。

chapter 1

片付けられないのは「アスペ」が原因!?

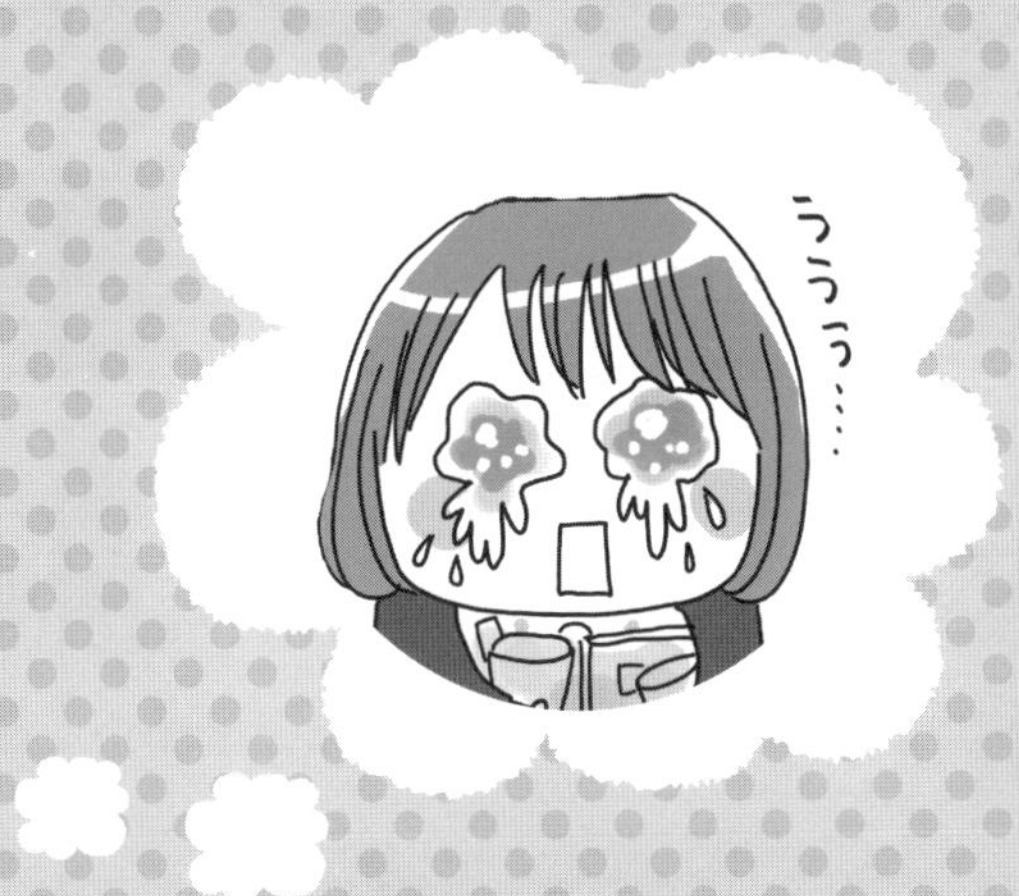

アスペの傾向は誰もがもつ

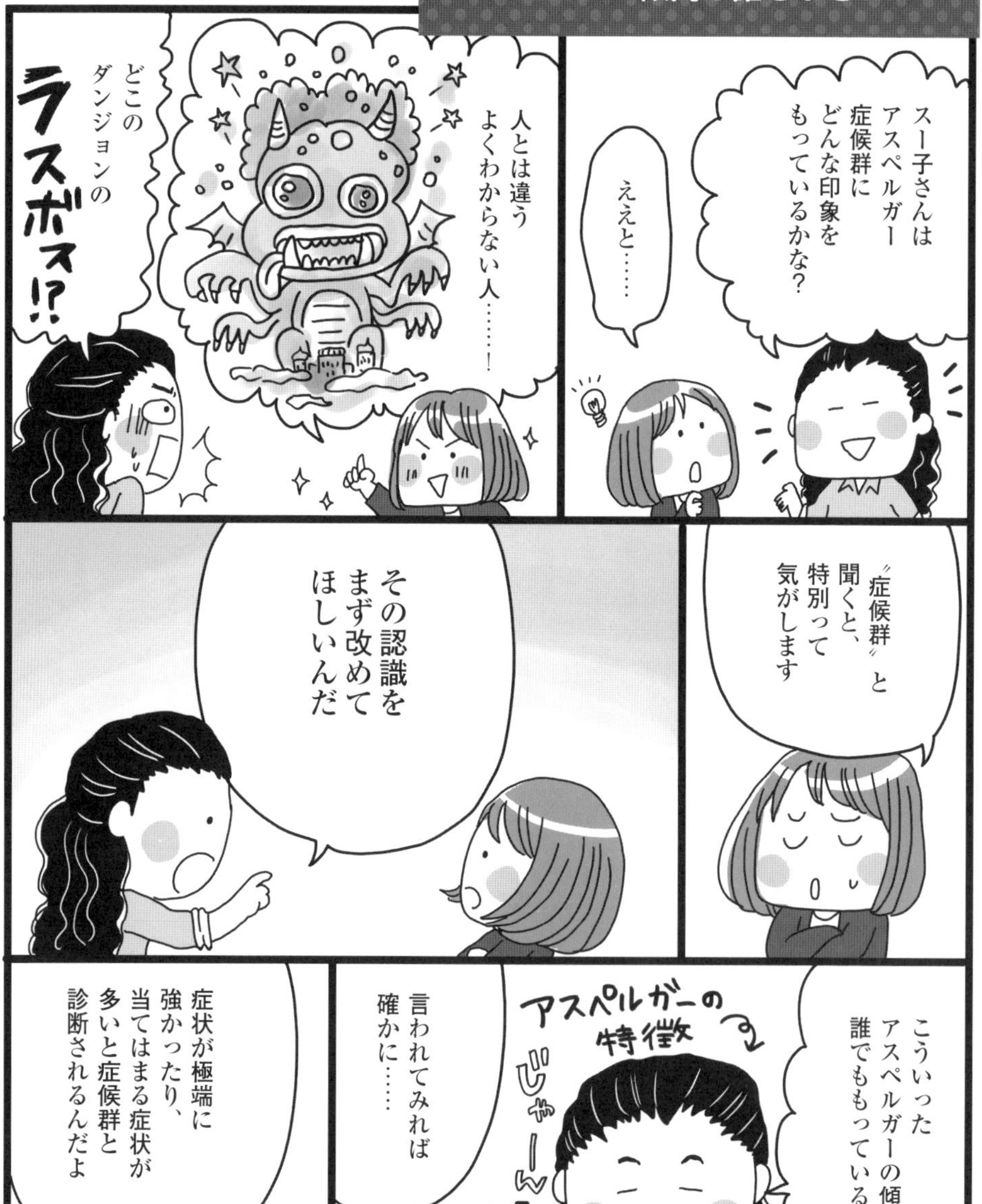

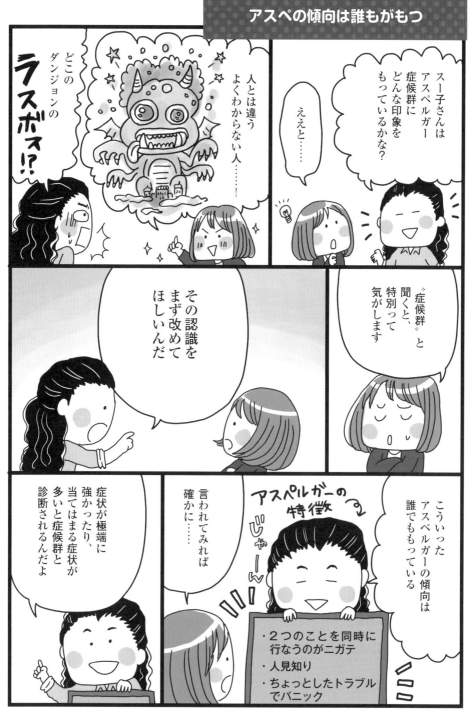

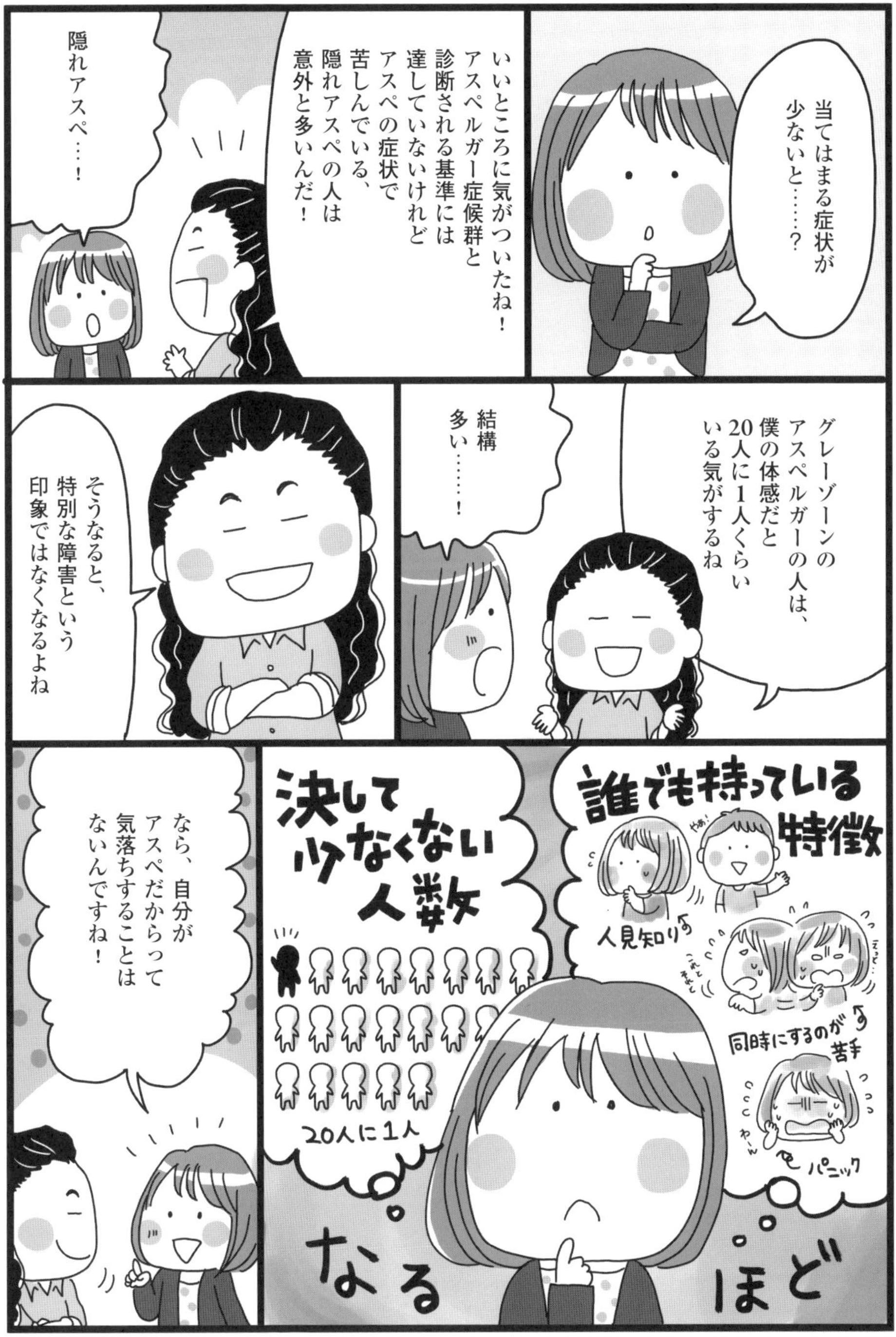
当てはまる症状が少ないと……？
いいところに気がついたね！アスペルガー症候群と診断される基準には達していないけれどアスペの症状で苦しんでいる、隠れアスペの人は意外と多いんだ！
隠れアスペ……！
グレーゾーンのアスペルガーの人は、僕の体感だと20人に1人くらいいる気がするね
結構多い……！
そうなると、特別な障害という印象ではなくなるよね
誰でも持っている特徴
やあ！
人見知り
同時にするのが苦手
パニック
決して少なくない人数
20人に1人
なるほど
なら、自分がアスペだからって気落ちすることはないんですね！

溜め込み障害を知ろう

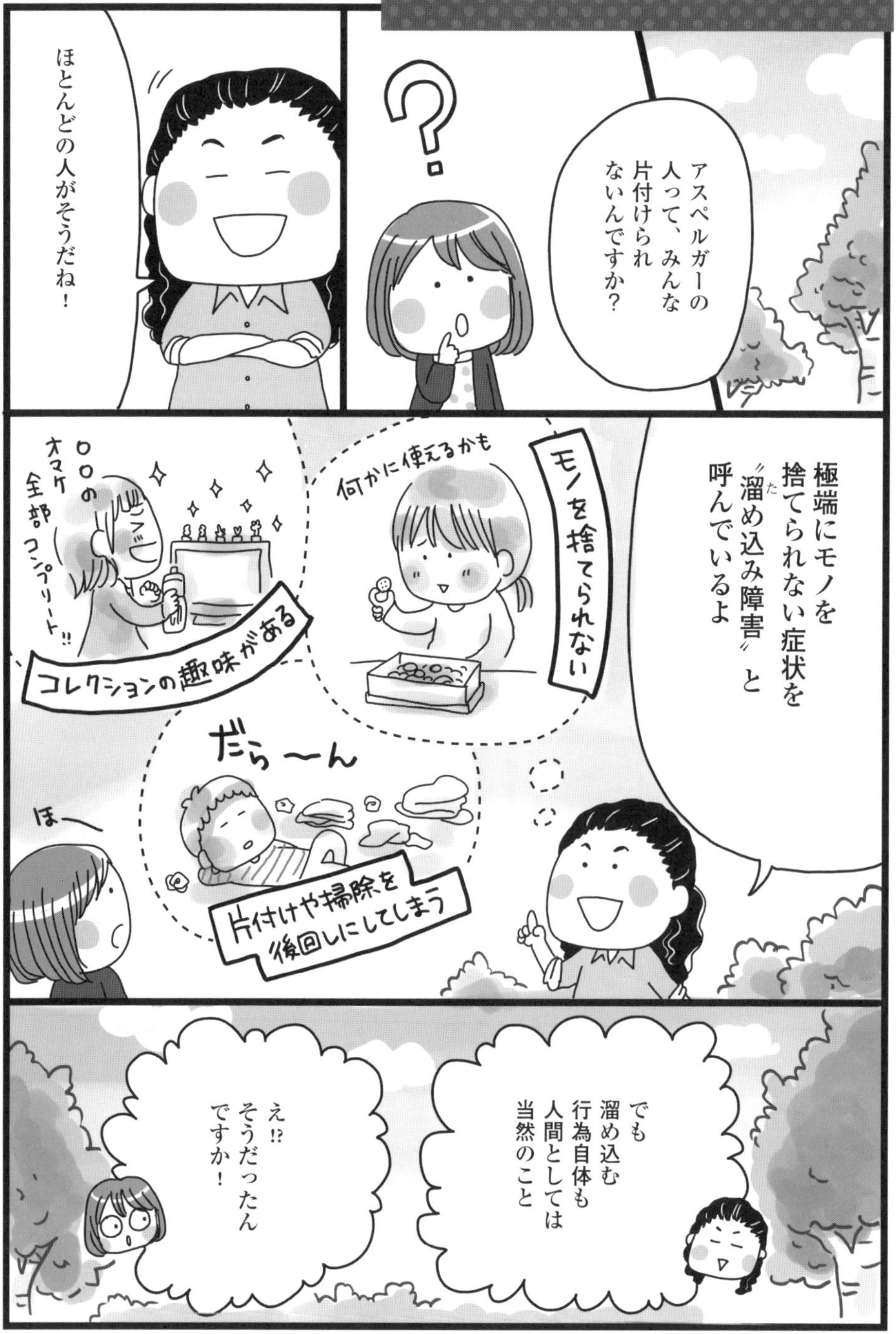
アスペルガーの人って、みんな片付けられないんですか？
？
ほとんどの人がそうだね！
極端にモノを捨てられない症状を〝溜《た》め込み障害〟と呼んでいるよ
モノを捨てられない
何かに使えるかも
コレクションの趣味がある
○○のオマケ全部コンプリート!!
だら〜ん
片付けや掃除を後回しにしてしまう
ほ〜
でも溜め込む行為自体も人間としては当然のこと
え!? そうだったんですか！

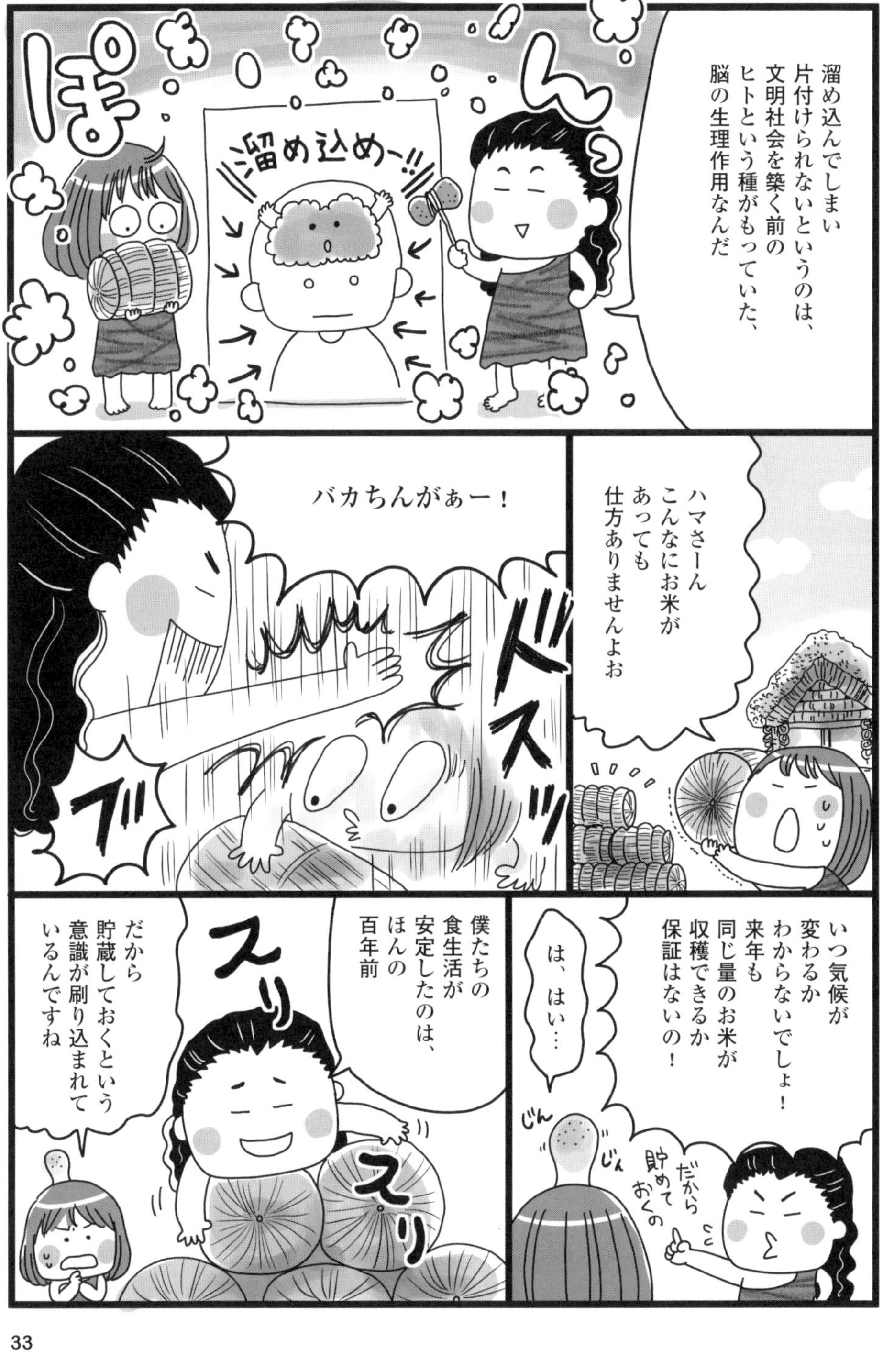

溜め込んでしまい片付けられないというのは、文明社会を築く前のヒトという種がもっていた、脳の生理作用なんだ
ぽ〜ん
溜め込め〜!!
ハマさーん こんなにお米が あっても 仕方ありませんよお
バカちんがぁー!
ドスッ
ブ
いつ気候が変わるかわからないでしょ! 来年も同じ量のお米が収穫できるか保証はないの!
は、はい…
だから貯めておくの
じんじん
僕たちの食生活が安定したのは、ほんの百年前
だから貯蔵しておくという意識が刷り込まれているんですね
スリスリ

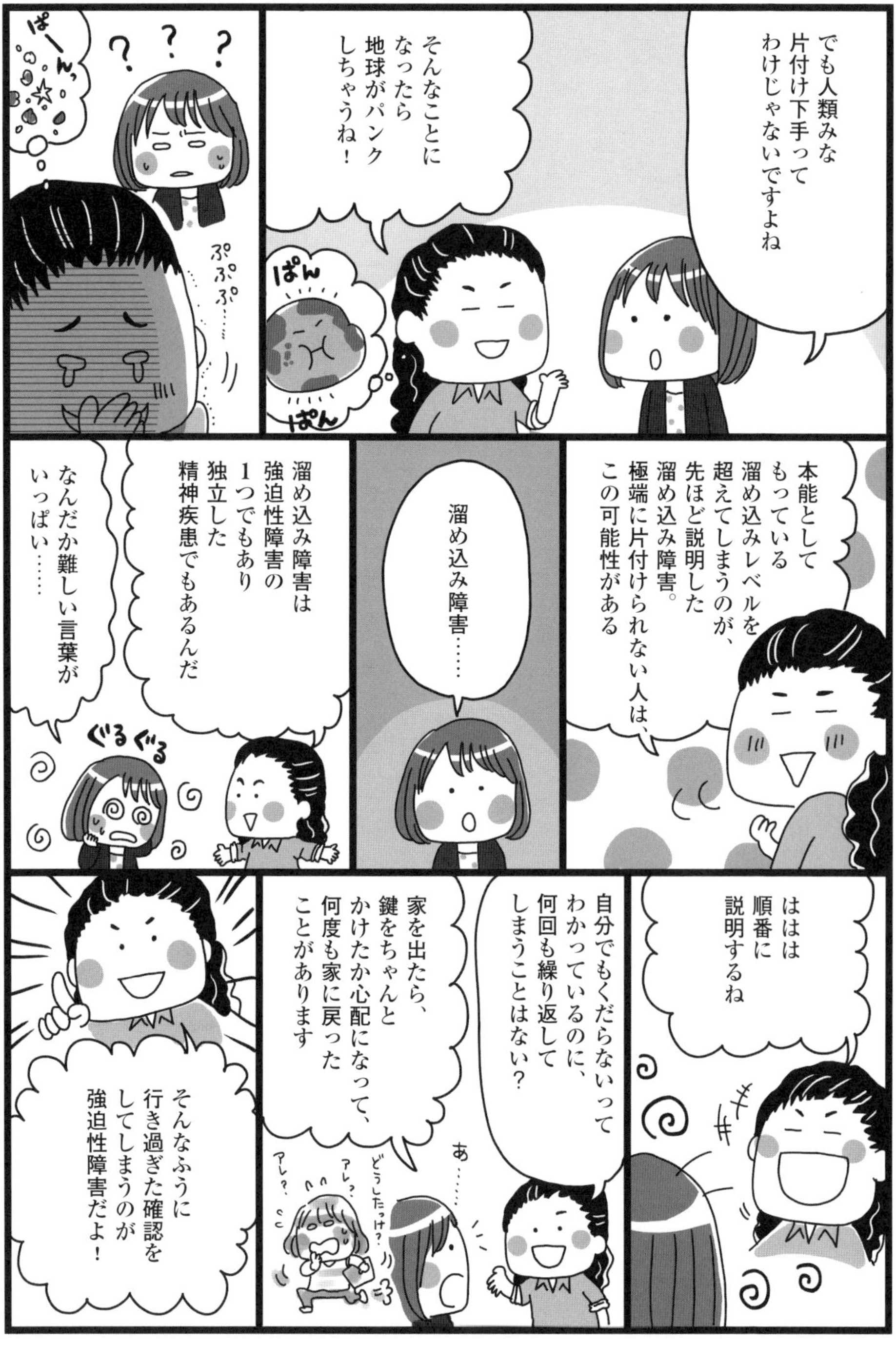
でも人類みな片付け下手ってわけじゃないですよね
そんなことになったら地球がパンクしちゃうね！
ぱん
ぱん
ぷぷぷ……
ぱ〜んっ
？？？
本能としてもっている溜め込みレベルを超えてしまうのが、先ほど説明した溜め込み障害。極端に片付けられない人は、この可能性がある
溜め込み障害……
溜め込み障害は強迫性障害の1つでもあり独立した精神疾患でもあるんだ
なんだか難しい言葉がいっぱい……
ぐるぐる
ははは順番に説明するね
自分でもくだらないってわかっているのに、何回も繰り返してしまうことはない？
家を出たら、鍵をちゃんとかけたか心配になって、何度も家に戻ったことがあります
あ……
どうしたっけ？
アレ？
アレ？
そんなふうに行き過ぎた確認をしてしまうのが強迫性障害だよ！

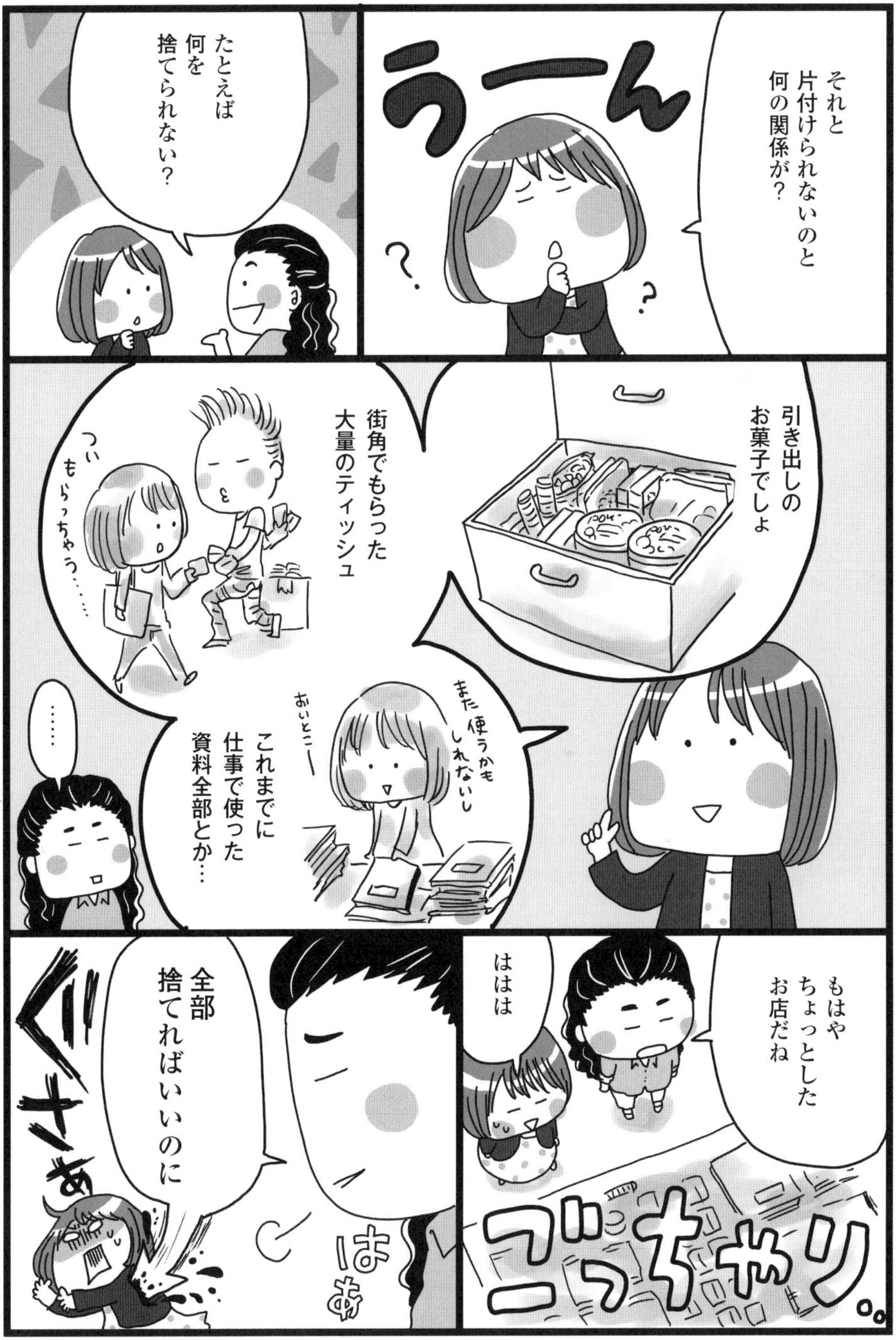
それと
片付けられないのと
何の関係が？
うーん
たとえば
何を
捨てられない？
引き出しの
お菓子でしょ
街角でもらった
大量のティッシュ
つい
もらっちゃう……
また使うかも
しれないし
おいとこー
これまでに
仕事で使った
資料全部とか…
……
もはや
ちょっとした
お店だね
ははは
ごっちゃり。
全部
捨てればいいのに
はぁ
ぐさぁ

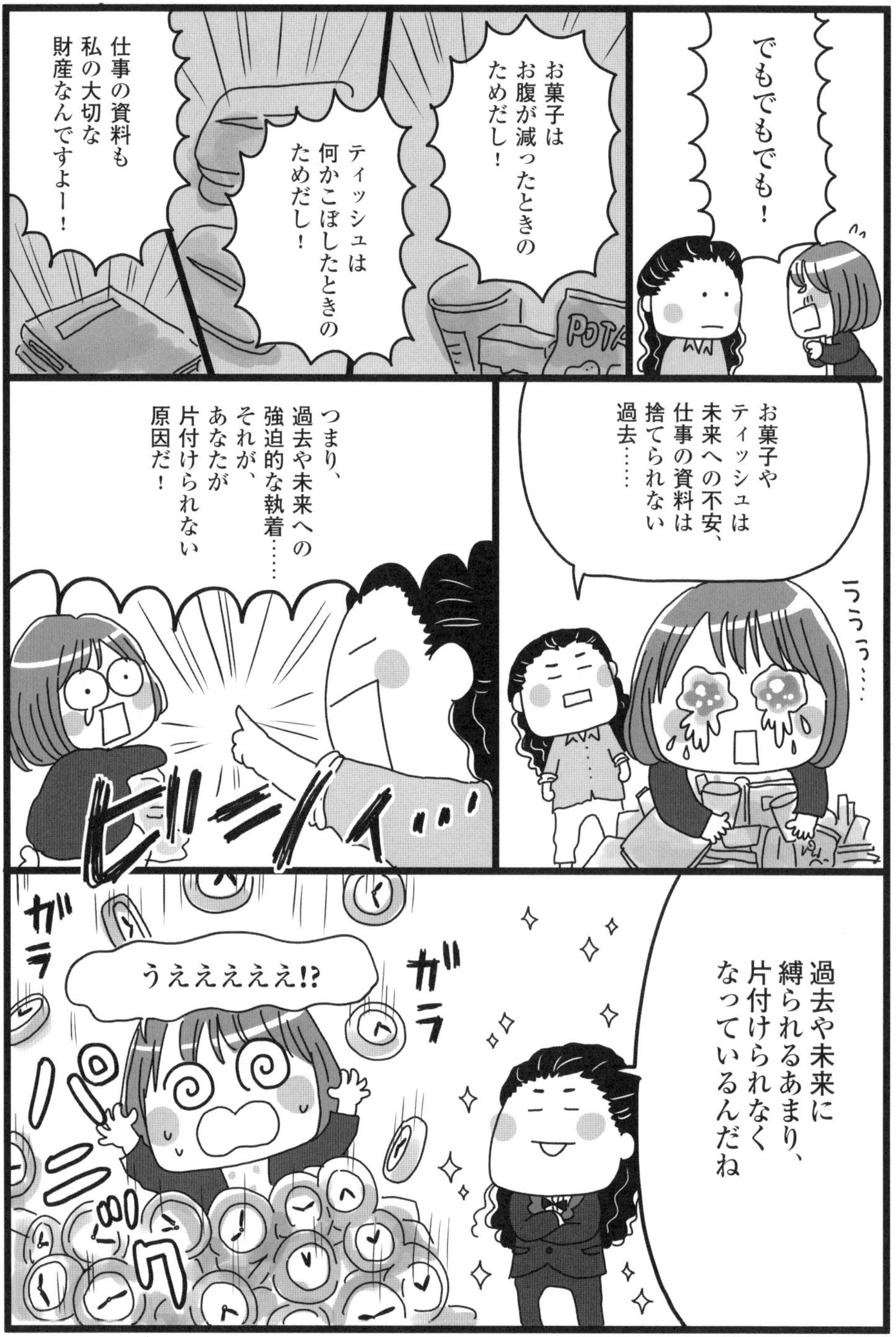
でもでもでも！
お菓子はお腹が減ったときのためだし！
ティッシュは何かこぼしたときのためだし！
仕事の資料も私の大切な財産なんですよー！
お菓子やティッシュは未来への不安、仕事の資料は捨てられない過去……
ううう……
つまり、過去や未来への強迫的な執着……それが、あなたが片付けられない原因だ！
ビシィ…
過去や未来に縛られるあまり、片付けられなくなっているんだね
うえええええ!?
ガラ
ガラ
パニック

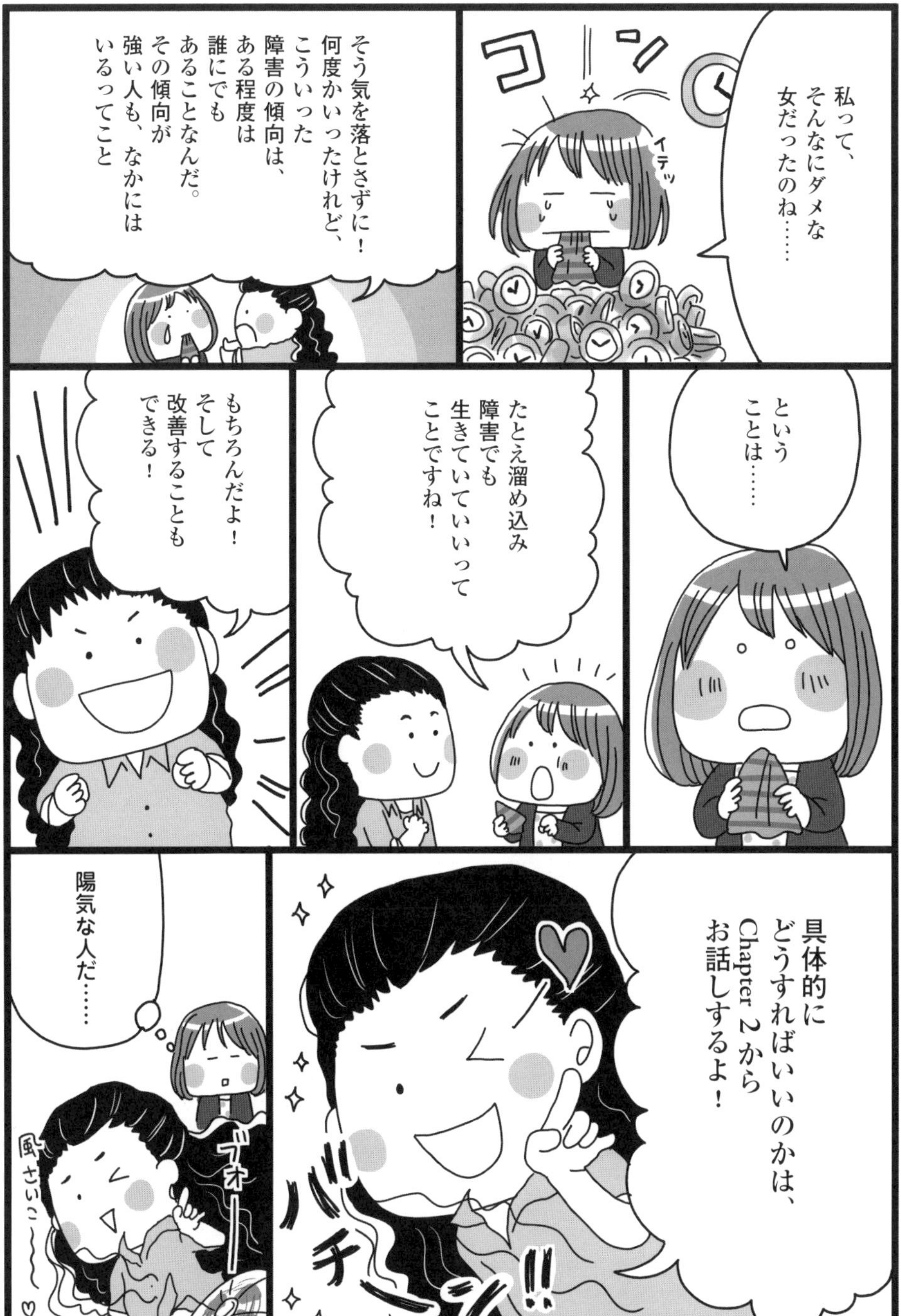
私って、そんなに女ダメな女だったのね……
コン
イテッ
そう気を落とさずに！何度かいったけれど、こういった障害の傾向は、ある程度は誰にでもあることなんだ。その傾向が強い人も、なかにはいるってこと
ということは……
たとえ溜め込み障害でも生きていていいってことですね！
もちろんだよ！そして改善することもできる！
具体的にどうすればいいのかは、Chapter 2からお話しするよ！
バチーン!!
陽気な人だ……
ブオー
風さいこ〜〜

アスペは科学的な療法で改善できる

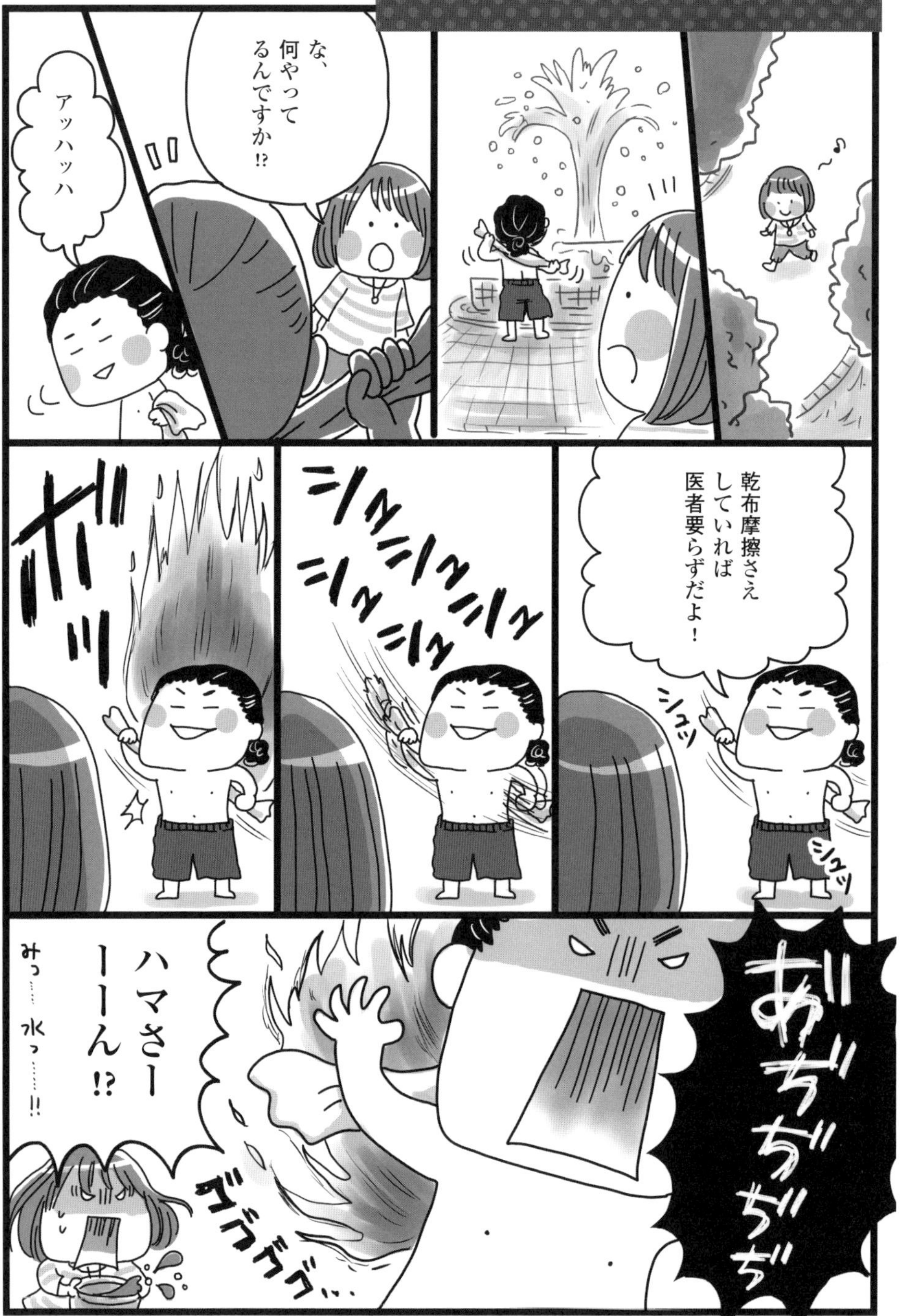
~♪
な、何やってるんですか!?
アッハッハ
乾布摩擦さえしていれば医者要らずだよ！
シュッ
シュッ
シュシュシュシュシュシュシュ
ボッ
あぢぢぢぢぢ
ゴゴゴゴ…
ハマさーーーん!?
みっ……水っ……!!

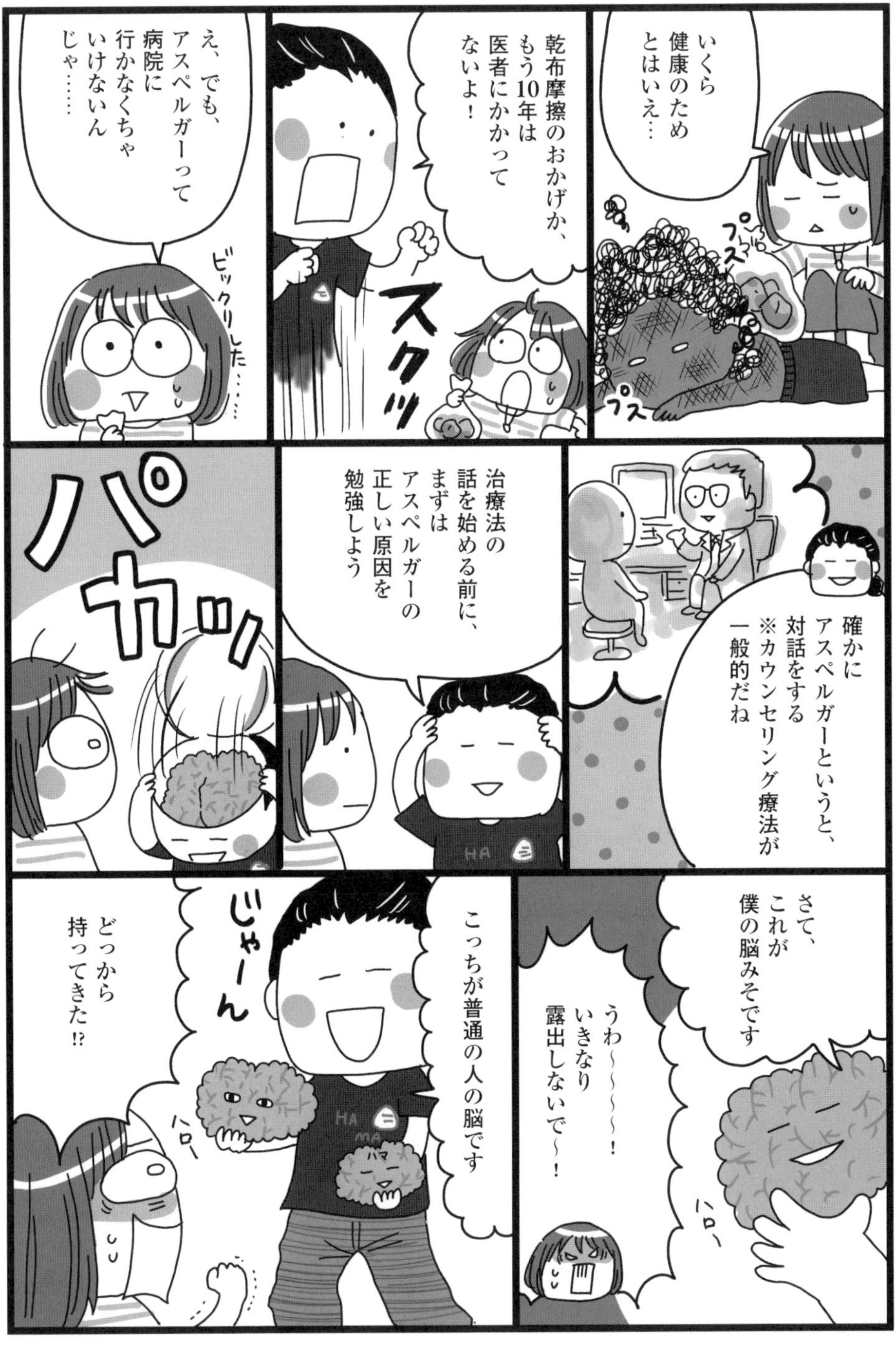
いくら
健康のため
とはいえ…
プスン
プス
乾布摩擦のおかげか、
もう10年は
医者にかかって
ないよ！
スクッ
え、でも、
アスペルガーって
病院に
行かなくちゃ
いけないん
じゃ……
ビックリした……
確かに
アスペルガーというと、
対話をする
※カウンセリング療法が
一般的だね
治療法の
話を始める前に、
まずは
アスペルガーの
正しい原因を
勉強しよう
パカッ
さて、
これが
僕の脳みそです
ハロ〜
うわ〜〜〜〜！
いきなり
露出しないで〜！
こっちが普通の人の脳です
じゃーん
ハロ〜
どっから
持ってきた⁉

 ※吉濱ツトムによる発達障害の相談受付は“セッション”と呼んでいる。

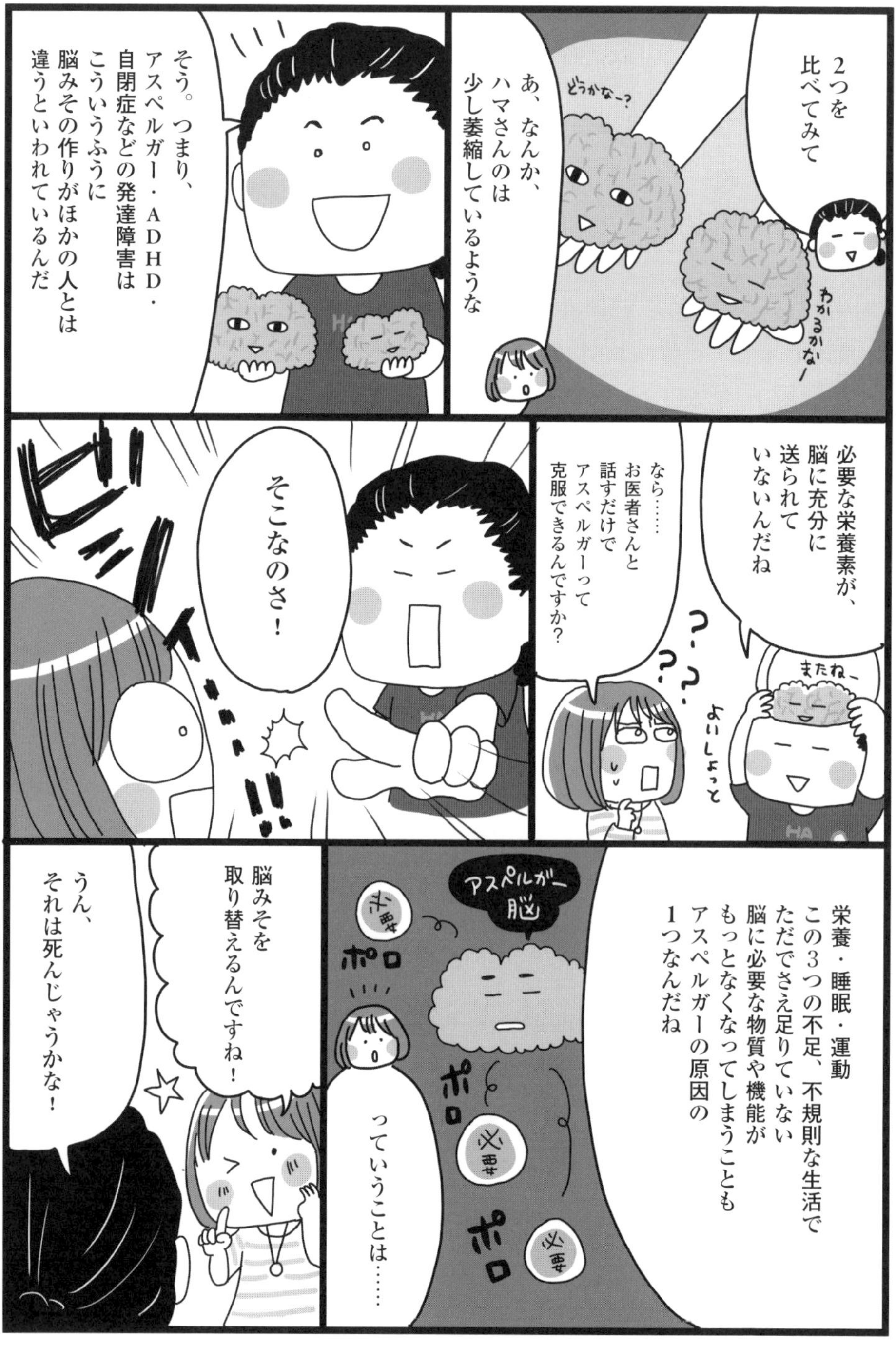
2つを比べてみて
どうかなー?
わかるかなー
あ、なんか、ハマさんのは少し萎縮しているような
そう。つまり、アスペルガー・ADHD・自閉症などの発達障害はこういうふうに脳みその作りがほかの人とは違うといわれているんだ
必要な栄養素が、脳に充分に送られていないんだね
またねー
よいしょっと
なら……お医者さんと話すだけでアスペルガーって克服できるんですか?
そこなのさ!
ビシィ……!!
栄養・睡眠・運動この3つの不足、不規則な生活でただでさえ足りていない脳に必要な物質や機能がもっとなくなってしまうこともアスペルガーの原因の1つなんだね
アスペルガー脳
必要
ポロ
必要
ポロ
必要
ポロ
っていうことは……
脳みそを取り替えるんですね!
うん、それは死んじゃうかな!

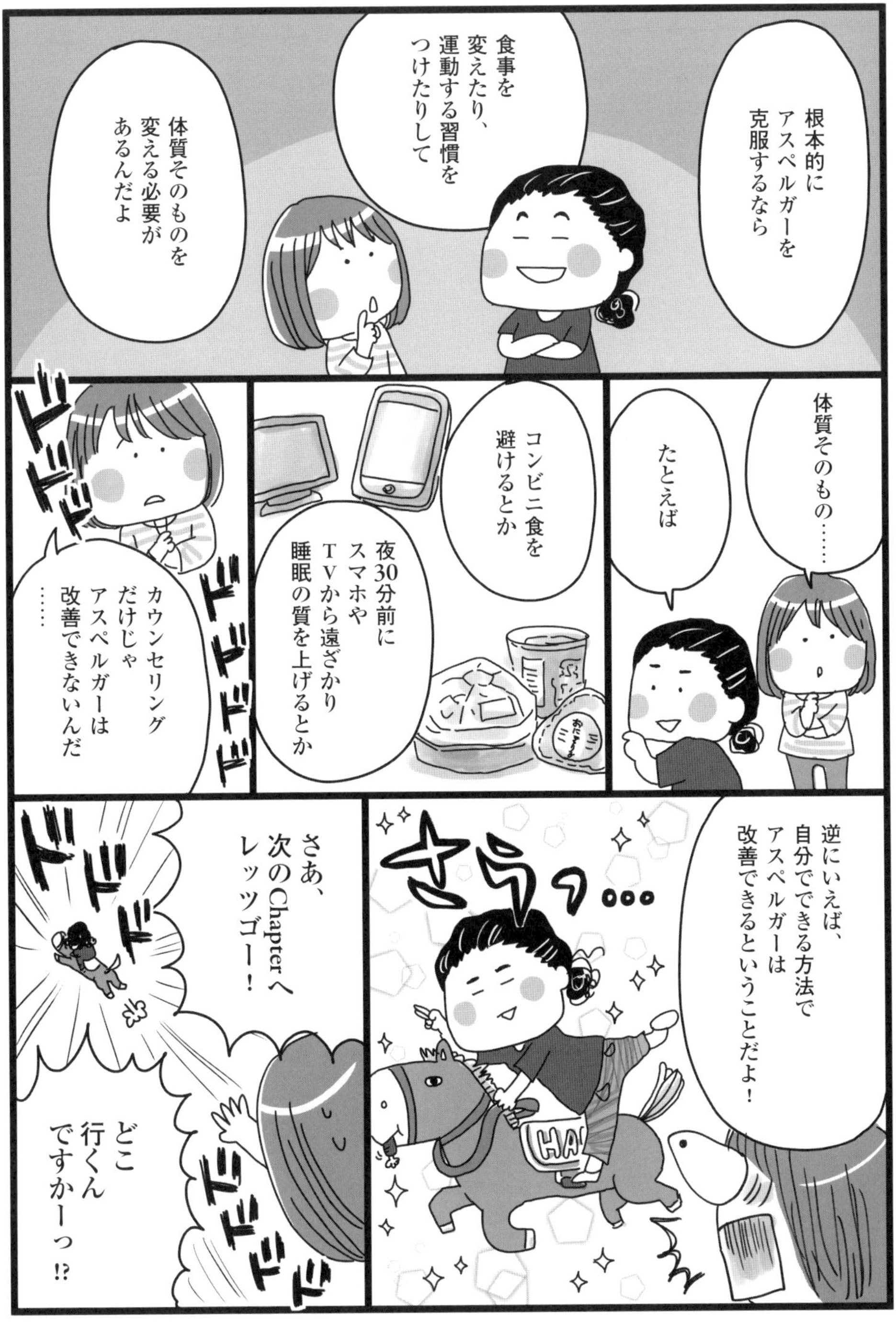

根本的に
アスペルガーを
克服するなら
食事を
変えたり、
運動する習慣を
つけたりして
体質そのものを
変える必要が
あるんだよ
体質そのもの……
たとえば
コンビニ食を
避けるとか
夜30分前に
スマホや
TVから遠ざかり
睡眠の質を上げるとか
カウンセリング
だけじゃ
アスペルガーは
改善できないんだ
……
ドドドド
逆にいえば、
自分でできる方法で
アスペルガーは
改善できるということだよ！
さらっ…
さあ、
次のChapterへ
レッツゴー！
どこ
行くん
ですかーっ⁉
ドドドドド

chapter 1

1 アスペルガー未満グレーゾーンの人間 それが「隠れアスペルガー」

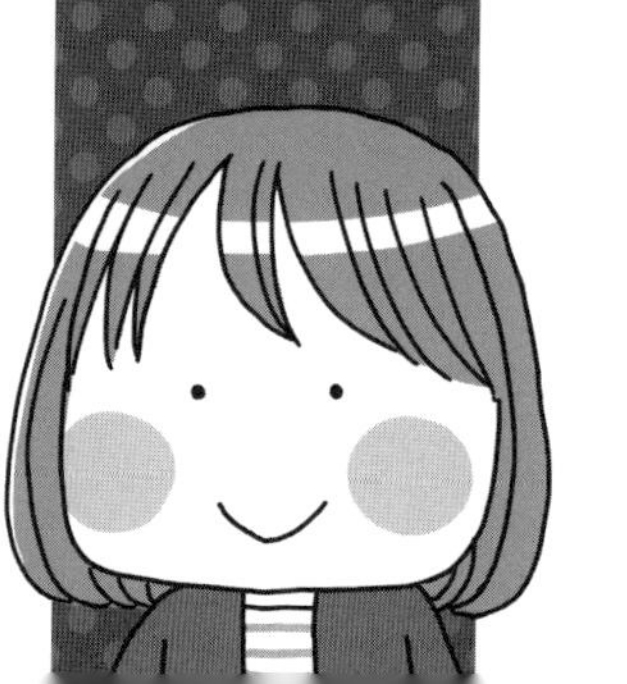

◆日常生活で特別困ってはいないけれど、なんとなく生きにくい……

アスペルガー症候群の症状は多岐にわたります。2つ以上の作業を同時にできない、言葉の裏を読めない、ささいなことでパニック状態に陥る……などなど。こういったコミュニケーションに難のあるアスペルガー症候群の特徴の一部にだけ当てはまる、もしくは症状が弱めに出ている人々も存在しており、そのグレーゾーンの立ち位置の人々を「隠れアスペルガー」と呼んでいます。

隠れアスペルガーの人は、精神科を受診しても、はっきりとアスペルガー症候群であると診断されることはありません。家族や恋人、職場の同僚といった周囲の人にしても、「少し変わった人」扱いで、アスペルガー症候群の気質があることに気づくことはないでしょう。一見、発達障害ではない普通の人＝定型発達者の人々と変わらない社会生活を送っているように見えるからです。

　本人ですら自分がアスペルガーの障害を抱えていると気づいていないことがほとんどなので、仕方がないかもしれません。

　ところがその実は、誰にも理解されない「なんとなく生きにくい」というストレスや悩みを抱えて生きているのです。症状が極端に出ていれば、真性のアスペルガーとして適切な医療機関に通うこともできるでしょう。ところが、隠れアスペルガーは自分がアスペであることすら気がつけない。アスペルガーの診断基準には達しないけれど、アスペルガー特有の症状に苦しんでいる——それが隠れアスペルガーという存在なのです。

隠れアスペルガーと真性アスペルガーの違い

隠れアスペルガー

- 周りからは普通の人と思われている
- 実は無理をして周りに合わせている

真性アスペルガー

- 人前で極端に緊張する
- 度を越したKY
- 二つ以上のことを同時進行するとパニックになる

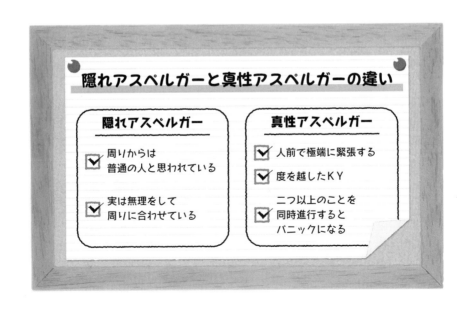

chapter 1

② 隠れアスペルガーはなぜ生きづらい？

◆アスペルガーでも非アスペルガーでもない存在として生きていく

アスペルガーは先天的な脳の器質的障害が原因なので、子どもの頃から症状は表れています。しかし隠れアスペルガーの人々は、真性アスペルガーの人々までいかない程度の症状というのが特徴です。そのため、子どもの頃にアスペルガーの気質があることに気づけるのは、ほんのひと握り。さらに、社会常識を身につける前の段階である子ども時代は、みんな発達障害と似た動きをします。大人のように空気を読んで行動する子どものほうが少ないのですから。したがって、専門家であっても隠れアスペルガーの子どもに対しては「子どもはみんなこんなものですよ」と見過ごしてしまいがちなのです。そして、アスペルガーの対策を講じないまま大人になり、徐々に障害が目立っていきます。

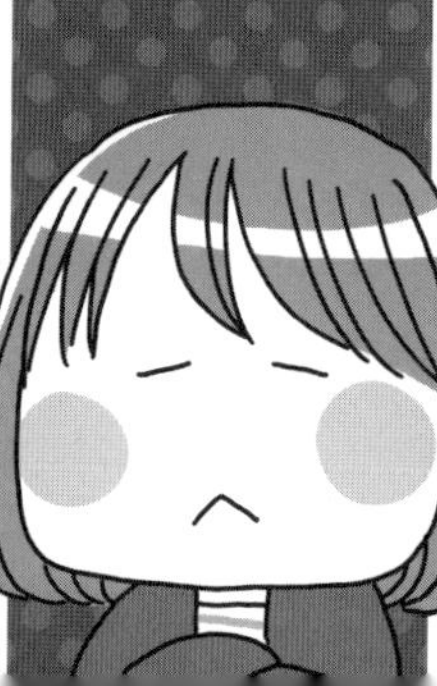

子どもの頃は、周りと少し異なる言動をしても、学校の先生や親がフォローしてくれます。しかし、ひとたび社会に出れば、自分の言動の責任は、すべてその人に求められます。アスペルガーの人の言動は、大人のそれよりも子どものそれそのものです。自分の興味のもてることにしか全力を出せない、思ったことをそのまま口に出す、空気を読んで行動できないなど……。結果として「あいつは何をしているんだ！」と上司や同僚から顰《ひん》蹙《しゅく》を買うことになるのです。

しかし、隠れアスペルガーの人は症状の度合いが弱いため、真性アスペルガーの人に比べれば、矯正は容易です。アスペルガーの長所も短所も強くは出ないのです。

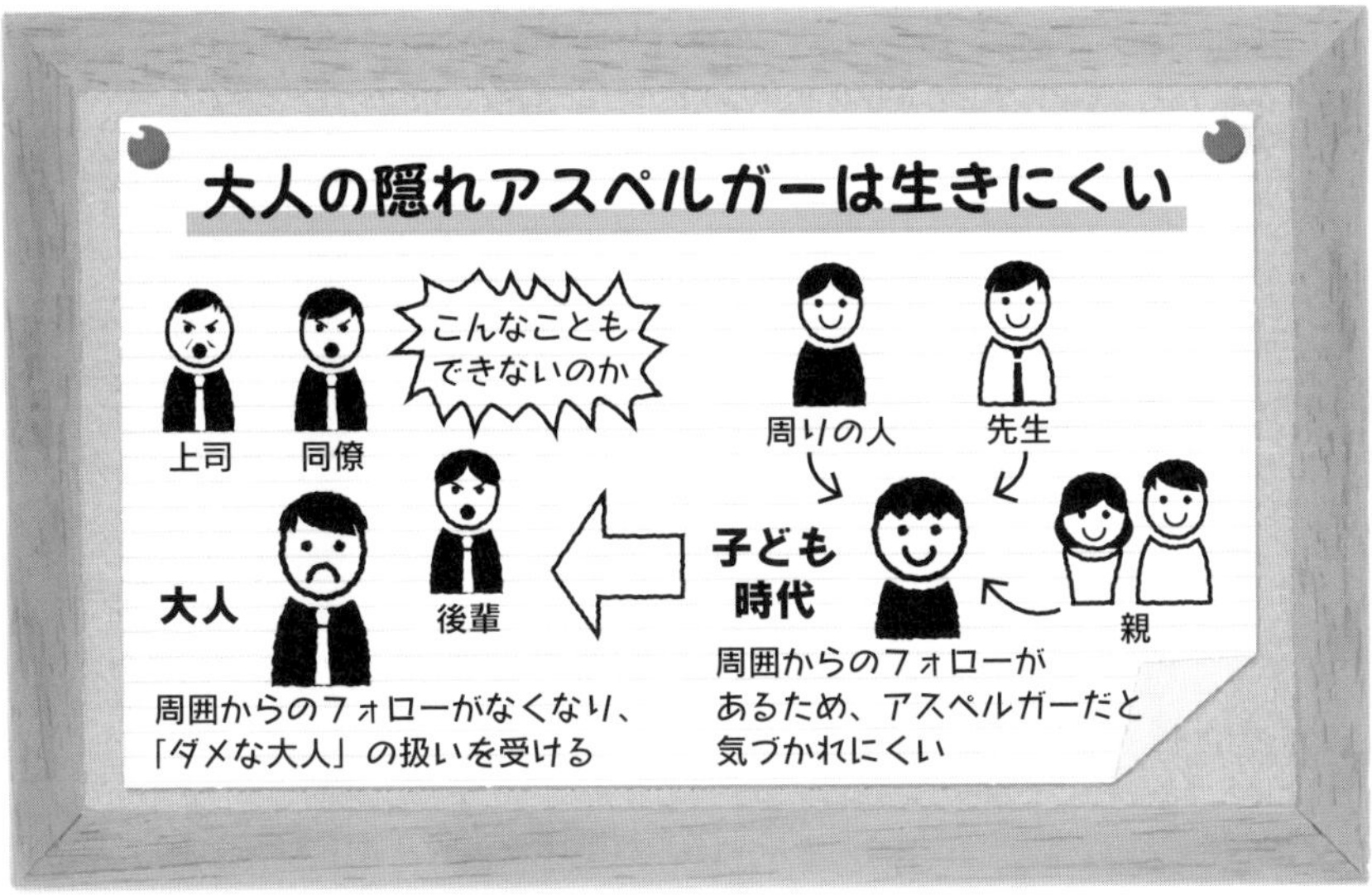
大人の隠れアスペルガーは生きにくい
こんなことも
できないのか
上司
同僚
後輩
大人
周りの人
先生
子ども
時代
親
周囲からのフォローがなくなり、
「ダメな大人」の扱いを受ける
周囲からのフォローが
あるため、アスペルガーだと
気づかれにくい

chapter 1

3 人は誰でも片付けられない？

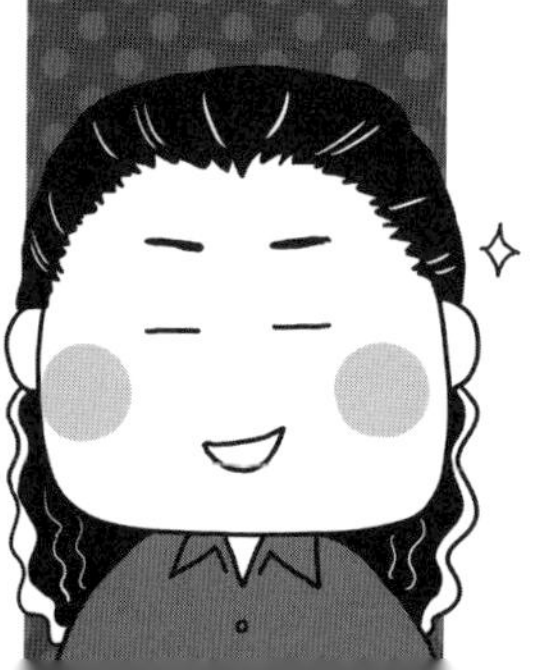

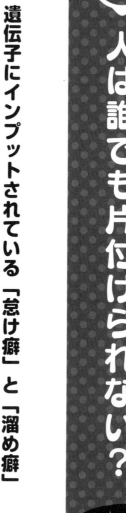

◆遺伝子にインプットされている「怠け癖」と「溜め癖」

本来、人間の遺伝子には「怠ける」とインプットされています。自分たちが本来怠け者だなんて……と不満かもしれませんが、太古の人類はいうまでもなく、現代のように快適な生活ではありませんでした。食料難や獣からの襲撃など、常に身の危険にさらされ、エネルギーが枯渇して動けなくなれば、すぐに死んでしまいます。体力を温存しておくには、動かないのが一番。厳しい生存競争を生き抜くために「怠ける」ことを体が覚えているのです。そのため、片付けなど、何かしらの作業をするには重い腰を上げなければならず、なかなかやる気を出すことができません。

さらに「片付けられない」とワンセットになる「捨てられない」という気質も、実は人間の遺伝子に組み込まれている性質。いつ自然災害が生じて食糧難に陥るかもわからないし、食料のとれない季節もある。そのため古代では、モノは貯蔵する傾向にありました。このような時代が何百万年も続いたのですから、「片付けられない」も「捨てられない」も遺伝子に組み込まれているのです。

この特徴が現代人であっても極端に出てしまい、さらに要因が重なると溜め込み障害に陥ってしまいます。溜め込み障害については次のページで詳しく説明しますが、アスペルガー症候群と溜め込み障害を併発する人は少なくありません。なぜなら、「意志力・継続力が弱い」「過剰な劣等感を抱えている」など、溜め込み障害に陥りやすい理由をアスペルガー症候群がもっているからです。

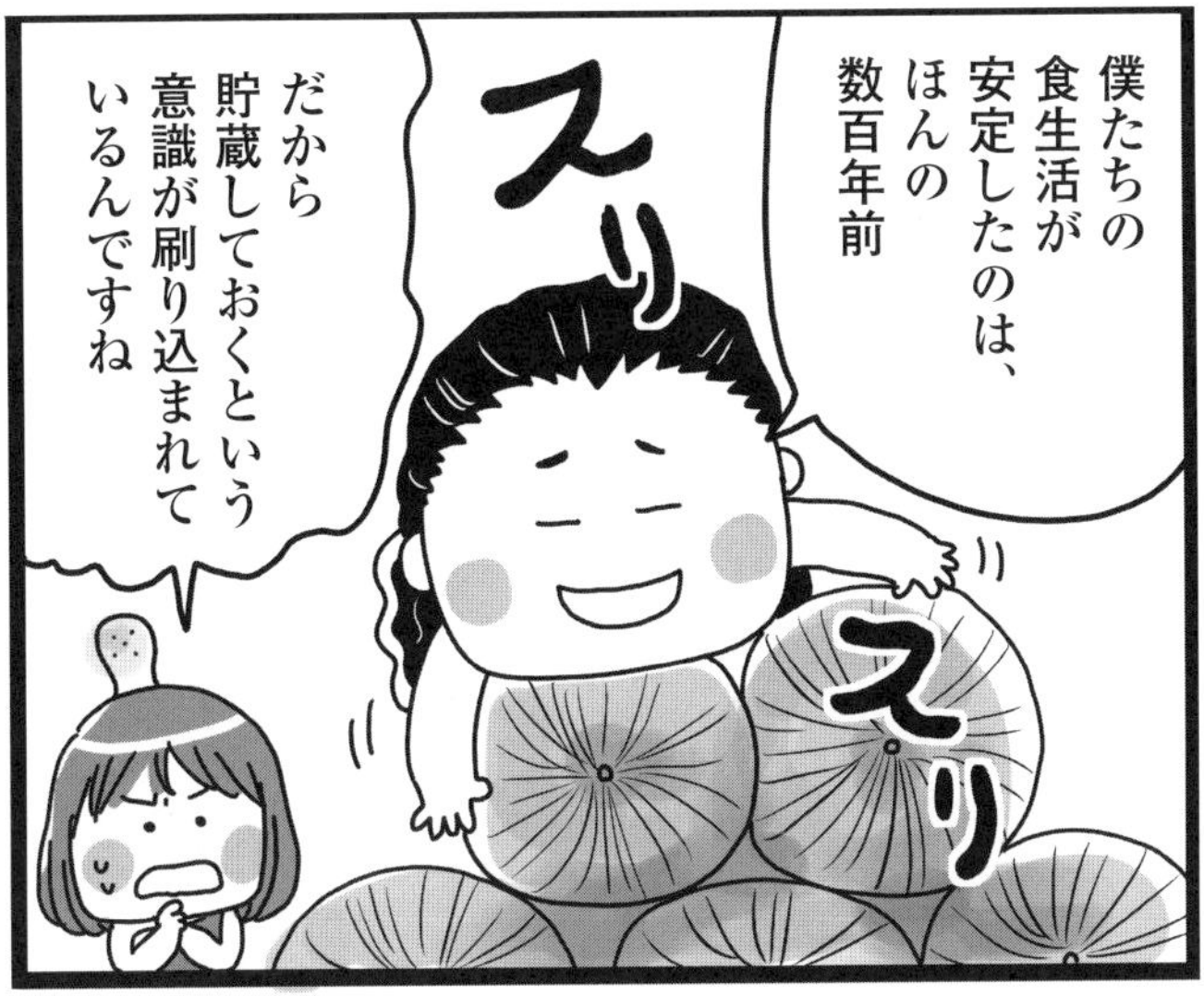
僕たちの
食生活が
安定したのは、
ほんの
数百年前
スリ
だから
貯蔵しておくという
意識が刷り込まれて
いるんですね
スリ

chapter 1

④ 行き過ぎた「捨てられない」は立派な精神疾患

◆溜め込み障害はトラウマがなくても発症してしまう

他人から見れば至極どうでもいい行為にこだわり、いつまでも手を洗っていたり、歩数を数えたりと同じ行為を繰り返す……これが強迫関連障害です。その1つとして、溜め込み障害は分類されています。

溜め込み障害は、モノを過剰に収集し、モノを捨てられず、部屋がゴミ溜めと化してしまうという症状が見られます。アスペルガー症候群と同様に心理的な原因ではなく、脳の機能障害が原因の疾患だといわれており、たとえ「親に大切なモノを捨てられた」などのトラウマがなくても、発症する恐れがあるのです。

一方で、うつ病や不安障害を併発している場合が多かったり、孤独感を紛らわせるため

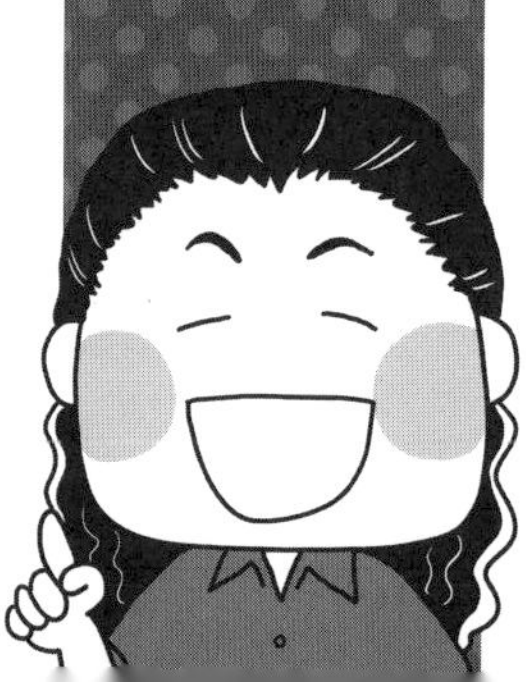

にモノを溜め込んでしまう人々がいることから、溜め込み障害は心の病であるとする専門家もおり、それらの原因や病気の分類については、目下研究中であるといえるでしょう。

さらにいえば、発達障害の「整理整頓が苦手」という気質が悪化したり、災害で根こそぎ家財道具を失った経験があったりと、溜め込み障害に陥る原因は十人十色。なかには脳の機能異常が原因の人もいれば、トラウマから溜め込み障害に陥ってしまう人もいるはずです。

そのため、一概に心の病か脳の機能不全が原因といい切ることはできないといえるでしょう。

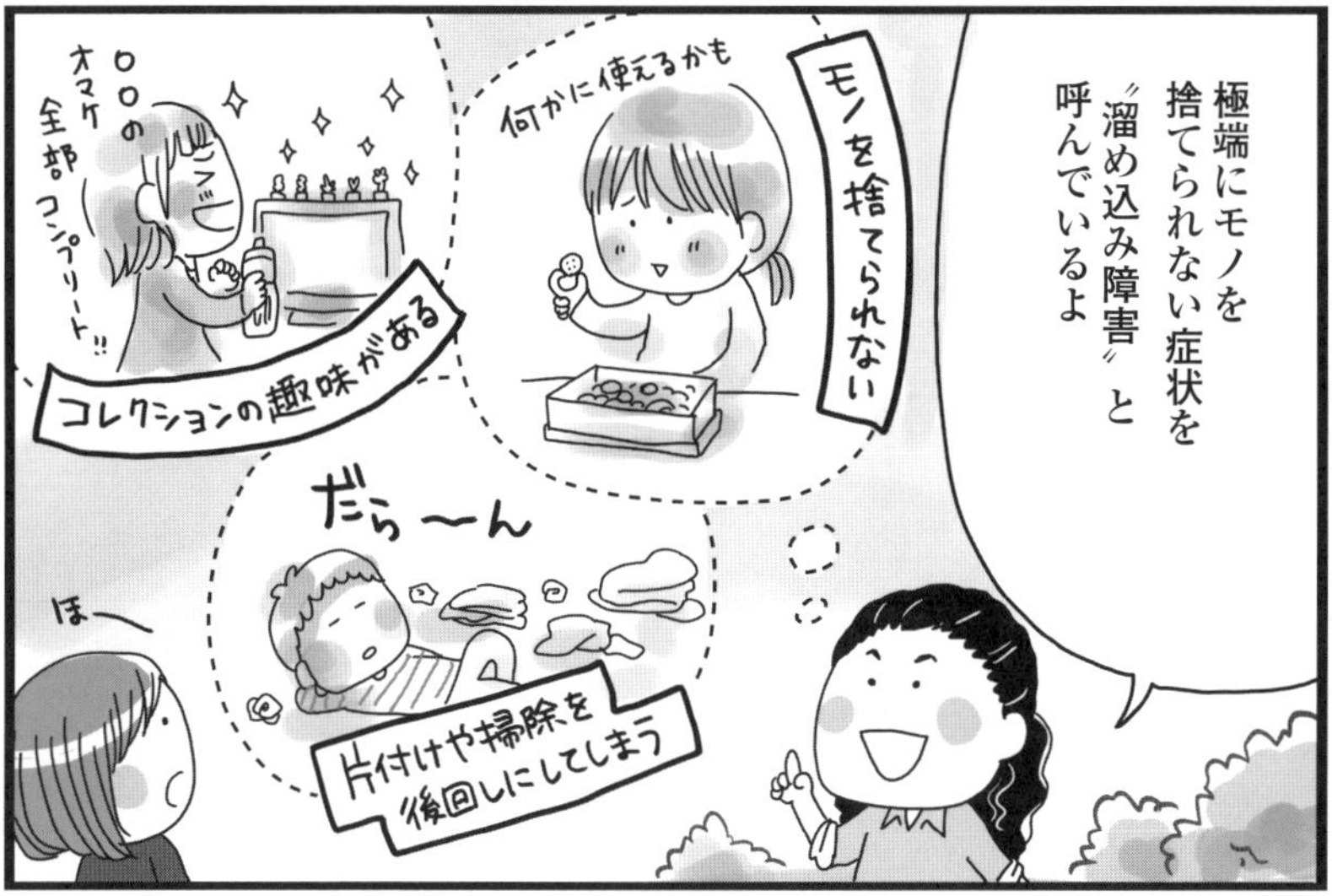
極端にモノを捨てられない症状を〝溜め込み障害〟と呼んでいるよ
モノを捨てられない
何かに使えるかも
○○のオマケ全部コンプリート!!
コレクションの趣味がある
だら〜ん
片付けや掃除を後回しにしてしまう
ほー

chapter 1

5 科学的アプローチでアスペルガーは改善できる！

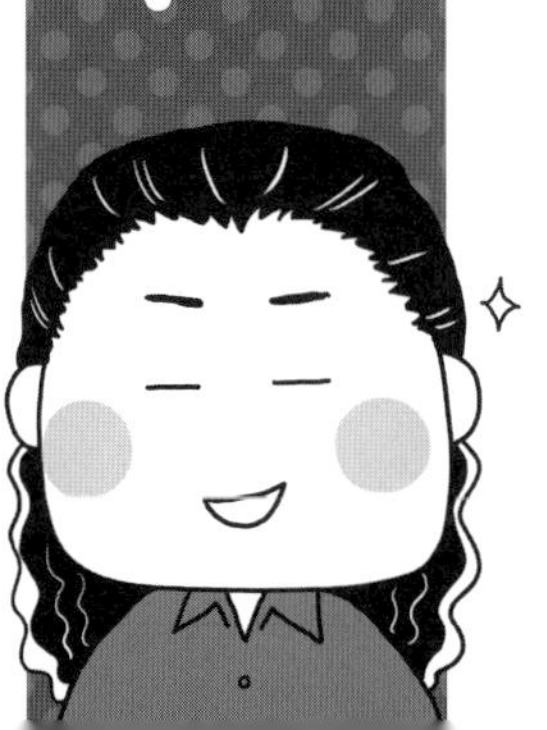

◆食事療法がアスペルガー克服につながる理由

前述したように、アスペルガー症候群は心因性の病ではなく、脳の器質的障害です。たとえば、セロトニンシステムの機能不全。セロトニンが不足すると情緒不安定になり、強い劣等感にさいなまれます。劣等感を抱えているというのは、アスペルガーの最大の特徴。さらにアスペルガーの人は糖代謝異常になりやすく、血糖値が乱高下する場合も。血糖値が乱高下するとセロトニン不足に拍車がかかり、さらに深い劣等感へ沈んでしまうのです。このセロトニン不足を解消するのに有効なのが、炭水化物を極力控える「ローカーボ食」という食事法。もとは糖尿病や肥満症の治療に使われていた食事法であり、イモ類や米、砂糖や果物といった糖質を摂らない代わりに肉や魚、卵や豆腐などのタンパク質を摂取するのです。

普段、ご飯やパン、パスタをおいしく食べている人にとっては、なかなかつらいかもしれませんが、この食事療法を行なうと、早くて4日、遅くとも2週間あれば効果を実感できるでしょう。糖質は依存性がありますが、ローカーボ食を数日続ければ、しっかり糖質依存から離脱できます。

そのほかにも、規則正しい生活を送ったり、適度に運動することによってセロトニンは分泌されます。劣等感や不安感と聞くと心の病気を想像しますが、内実は身体の生理的作用が大きく関係しているのです。これらのことから、アスペルガー症候群の克服には、物理的なアプローチが効果的なことが理解していただけると思います。

check + 2

アスペルガーを克服する とある一日の過ごし方

アスペルガー克服のキーワードは、「肉体強化」。規則正しい生活や適度な運動、ローカーボ食で体力を強化し、基礎代謝を上げることで血の巡りをよくし、アスペルガー症候群特有のセロトニン不足を解消します。

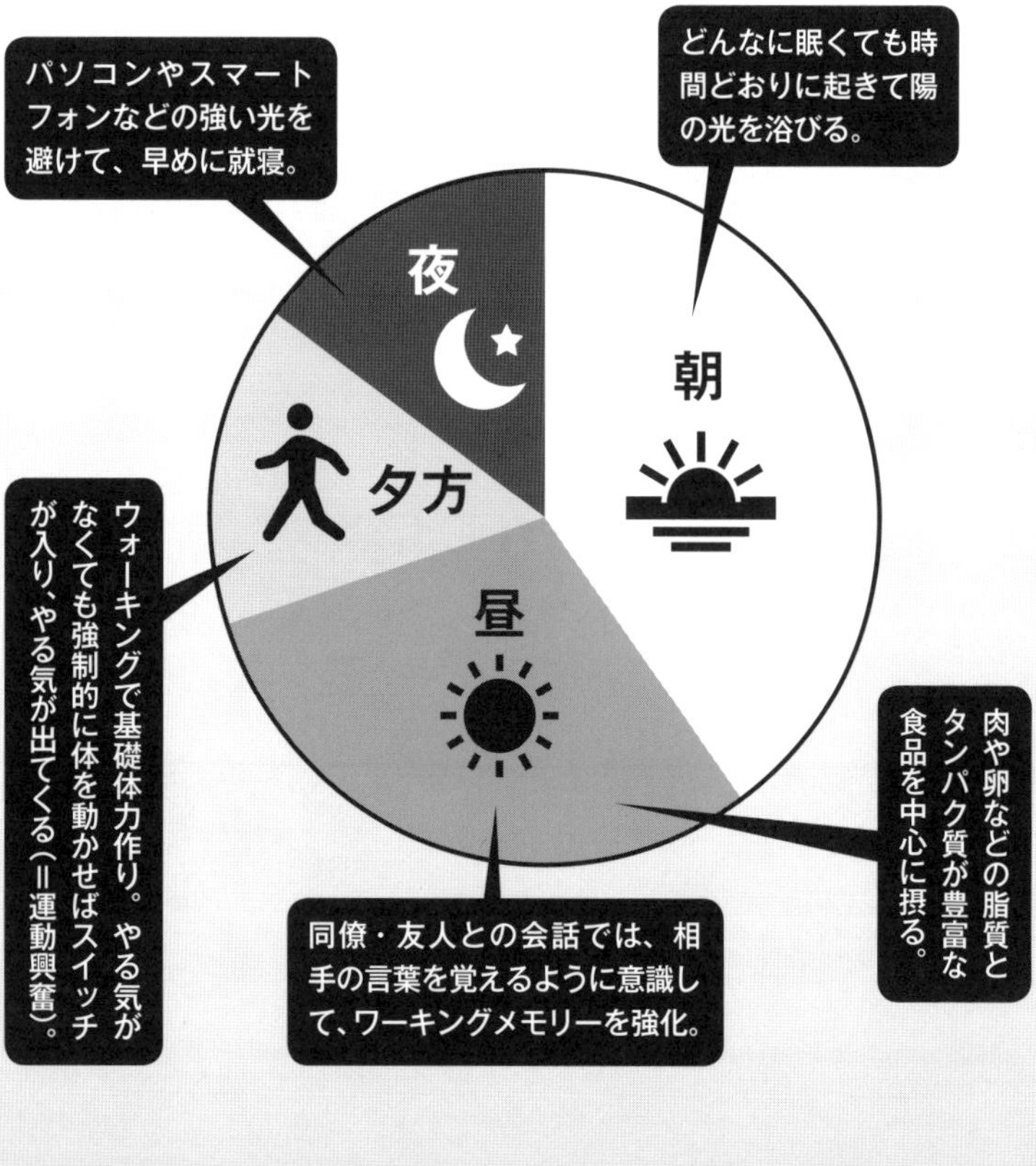

chapter

2

アスペの人は
こうすれば片付けられる！

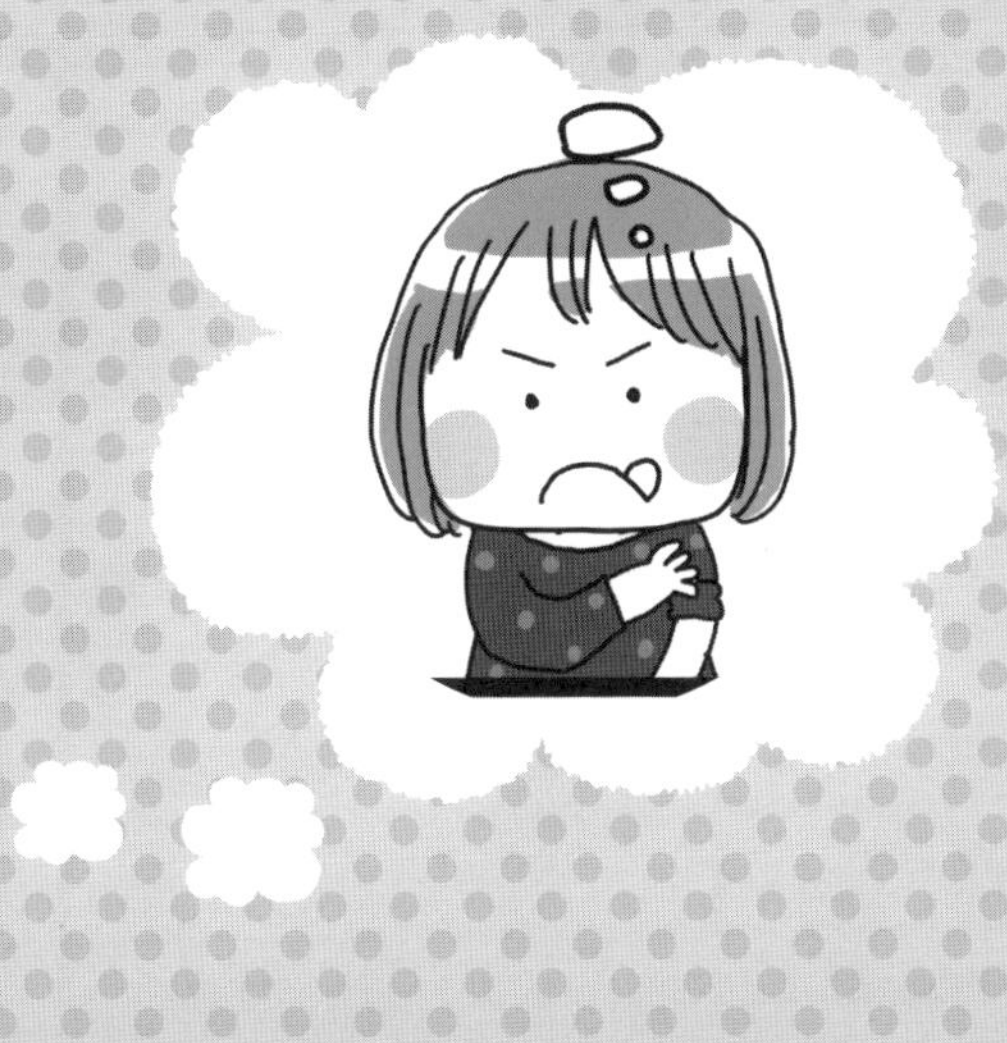

親子で似る片付け下手

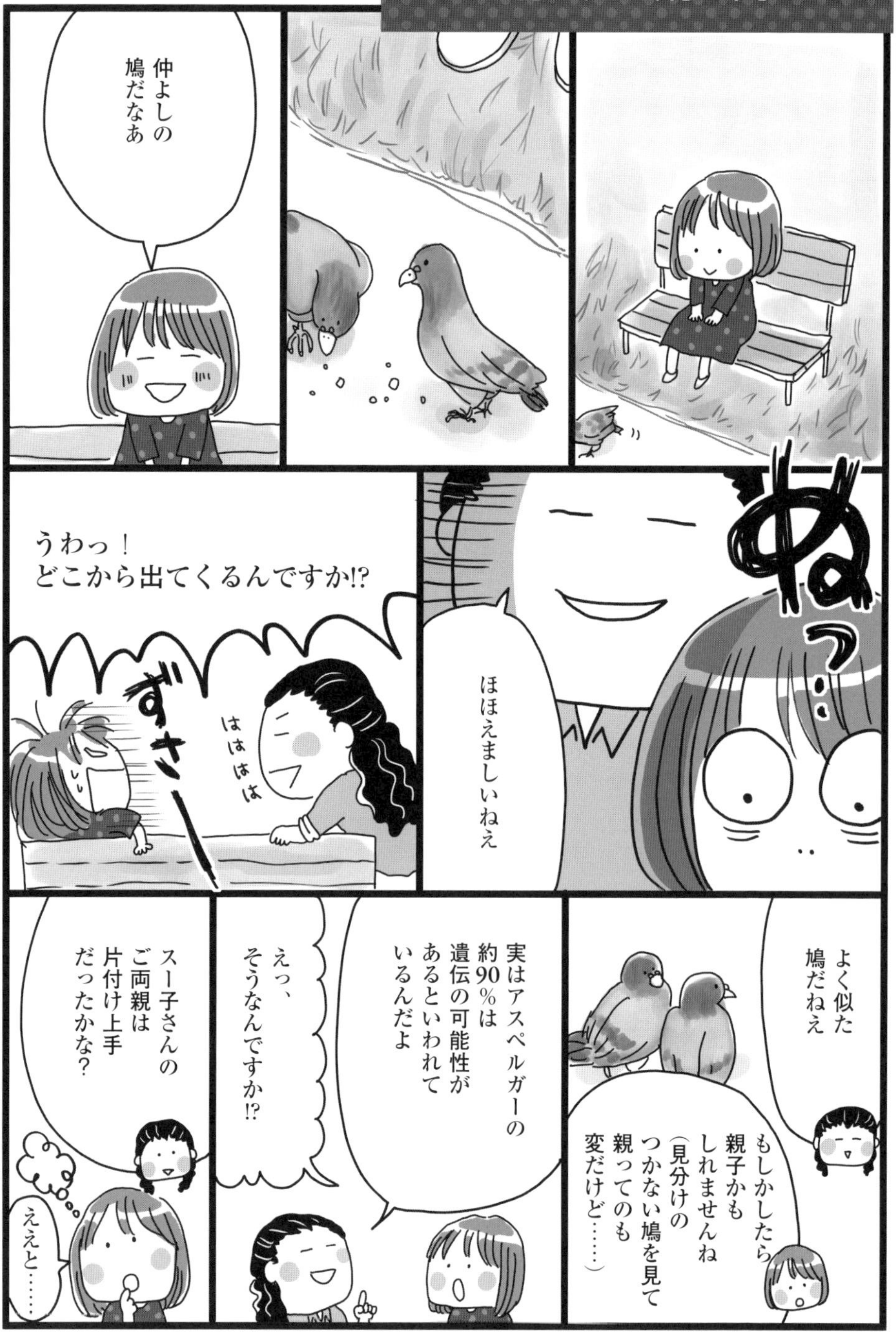
仲よしの鳩だなあ
ぬっ…
ほほえましいねえ
うわっ！どこから出てくるんですか!?
ずさー
はははは
よく似た鳩だねえ
もしかしたら親子かもしれませんね
（見分けのつかない鳩を見て親ってのも変だけど……）
実はアスペルガーの約90％は遺伝の可能性があるといわれているんだよ
えっ、そうなんですか!?
スー子さんのご両親は片付け上手だったかな？
ええと……

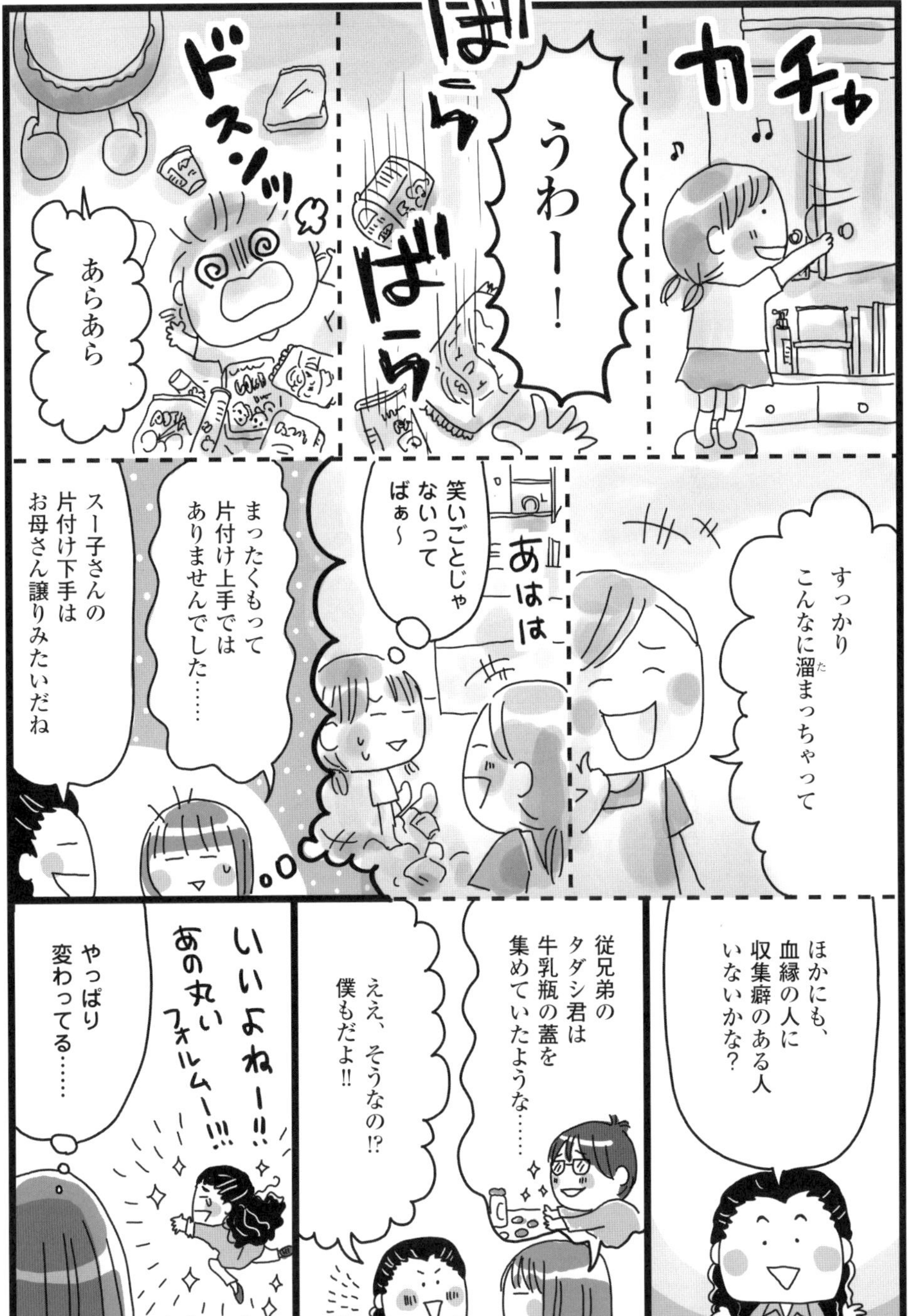

カチャ
♪♪
ばらばら
うわー！
ドスッ
あらあら
すっかりこんなに溜《た》まっちゃって
あはは
笑いごとじゃないってばぁ〜
まったくもって片付け上手ではありませんでした……
スー子さんの片付け下手はお母さん譲りみたいだね
ほかにも、血縁の人に収集癖のある人いないかな？
従兄弟のタダシ君は牛乳瓶の蓋を集めていたような……
ええ、そうなの⁉ 僕もだよ‼
いいよねー‼ あの丸いフォルムー‼
やっぱり変わってる……

片付けルールをヴィジュアルで作ろう

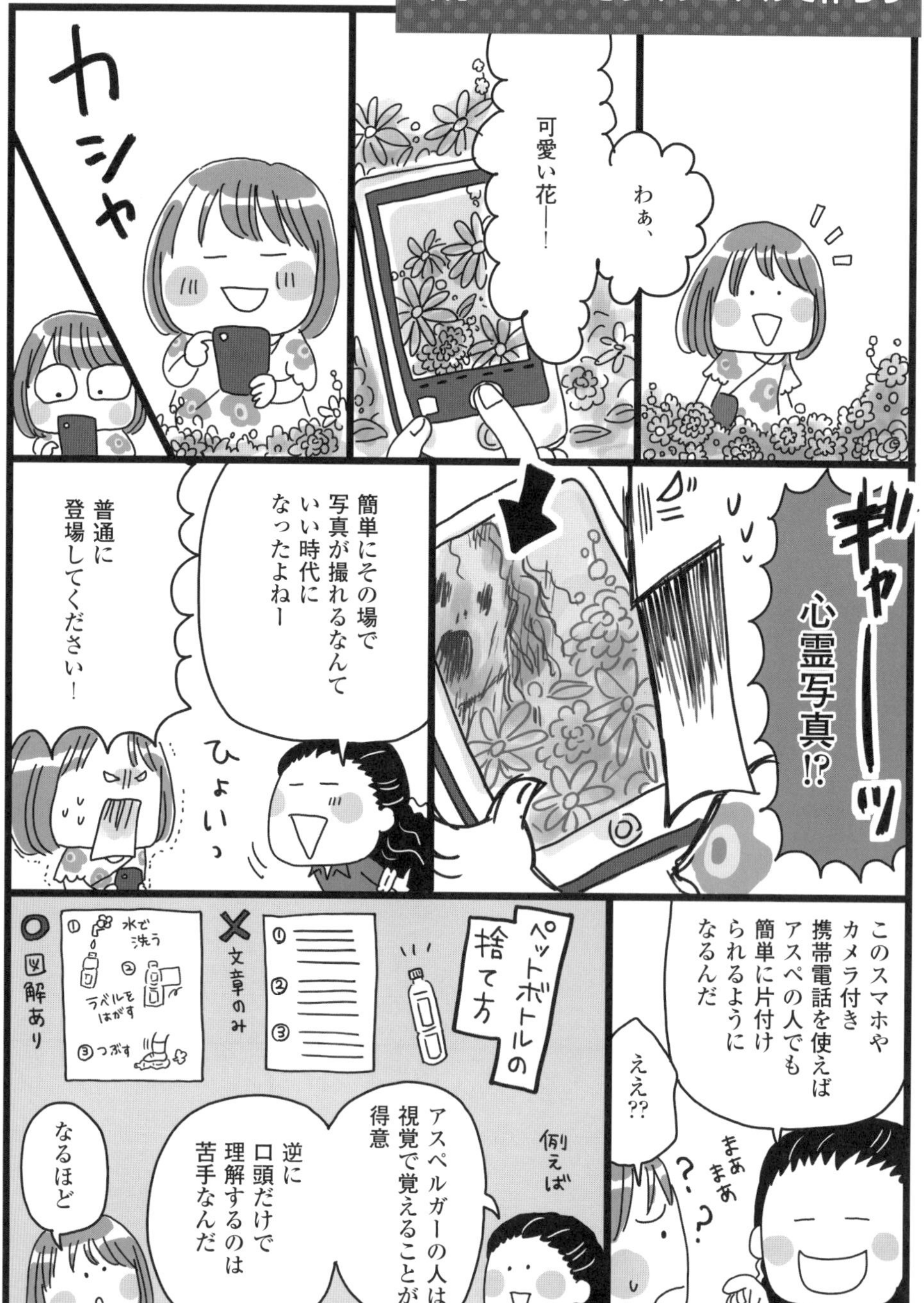
わぁ、
可愛い花ーー！
カシャ
ギャーーーッ
心霊写真!?
簡単にその場で写真が撮れるなんていい時代になったよねー
普通に登場してください！
ひょいっ
このスマホやカメラ付き携帯電話を使えばアスペの人でも簡単に片付けられるようになるんだ
ええ??
まぁまぁ
ペットボトルの捨て方
○図解あり
①水で洗う
②ラベルをはがす
③つぶす
×文章のみ
①
②
③
例えば
アスペルガーの人は視覚で覚えることが得意
逆に口頭だけで理解するのは苦手なんだ
なるほど

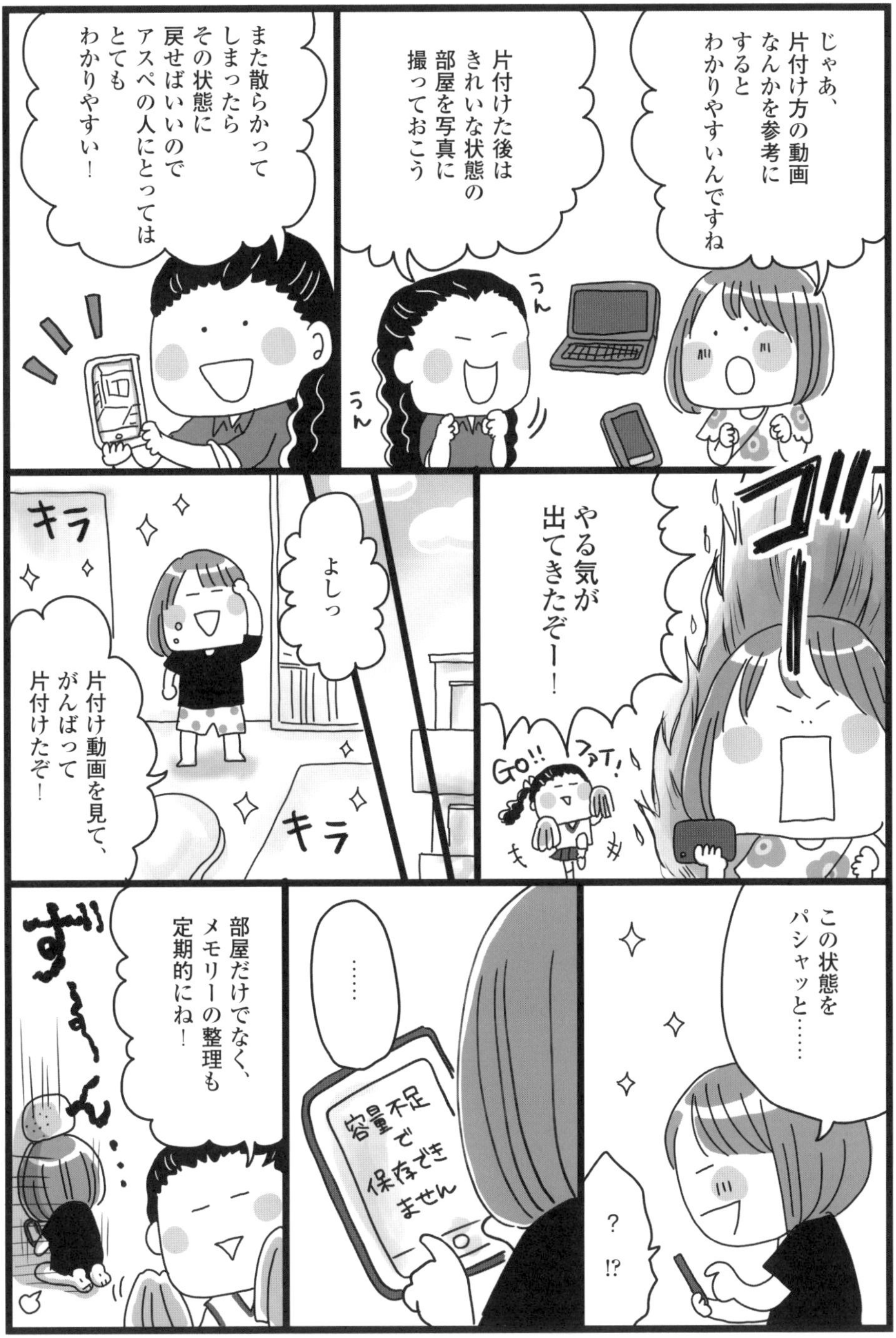

じゃあ、片付け方の動画なんかを参考にするとわかりやすいんですね
片付けた後はきれいな状態の部屋を写真に撮っておこう
うん
うん
また散らかってしまったらその状態に戻せばいいのでアスペの人にとってはとてもわかりやすい！
ゴー
やる気が出てきたぞー！
GO!!
ファイ！
片付け動画を見て、がんばって片付けたぞ！
よしっ
キラ
キラ
この状態をパシャッと……
？
!?
……
容量不足で保存できません
部屋だけでなく、メモリーの整理も定期的にね！
ずーん…

アスペの人はワーキングメモリーが破綻している

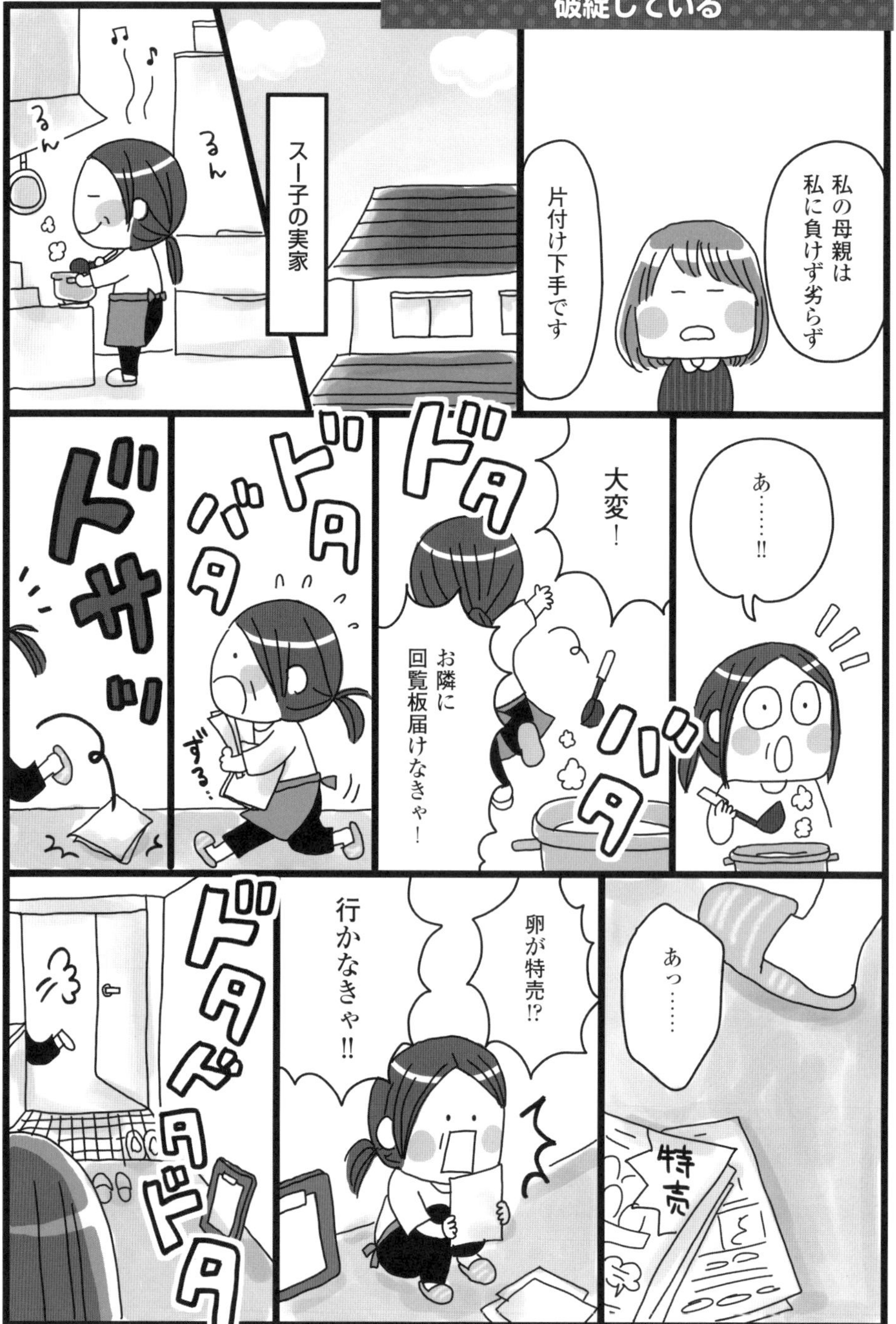
私の母親は 私に負けず劣らず
片付け下手です
スー子の実家
るん
るん
あ……!!
バタ
大変!
お隣に回覧板届けなきゃ!
ドタ
ドタ
ドタ
ずる…
ドサッ
あっ……
特売
卵が特売!?
行かなきゃ!!
ドタドタドタ

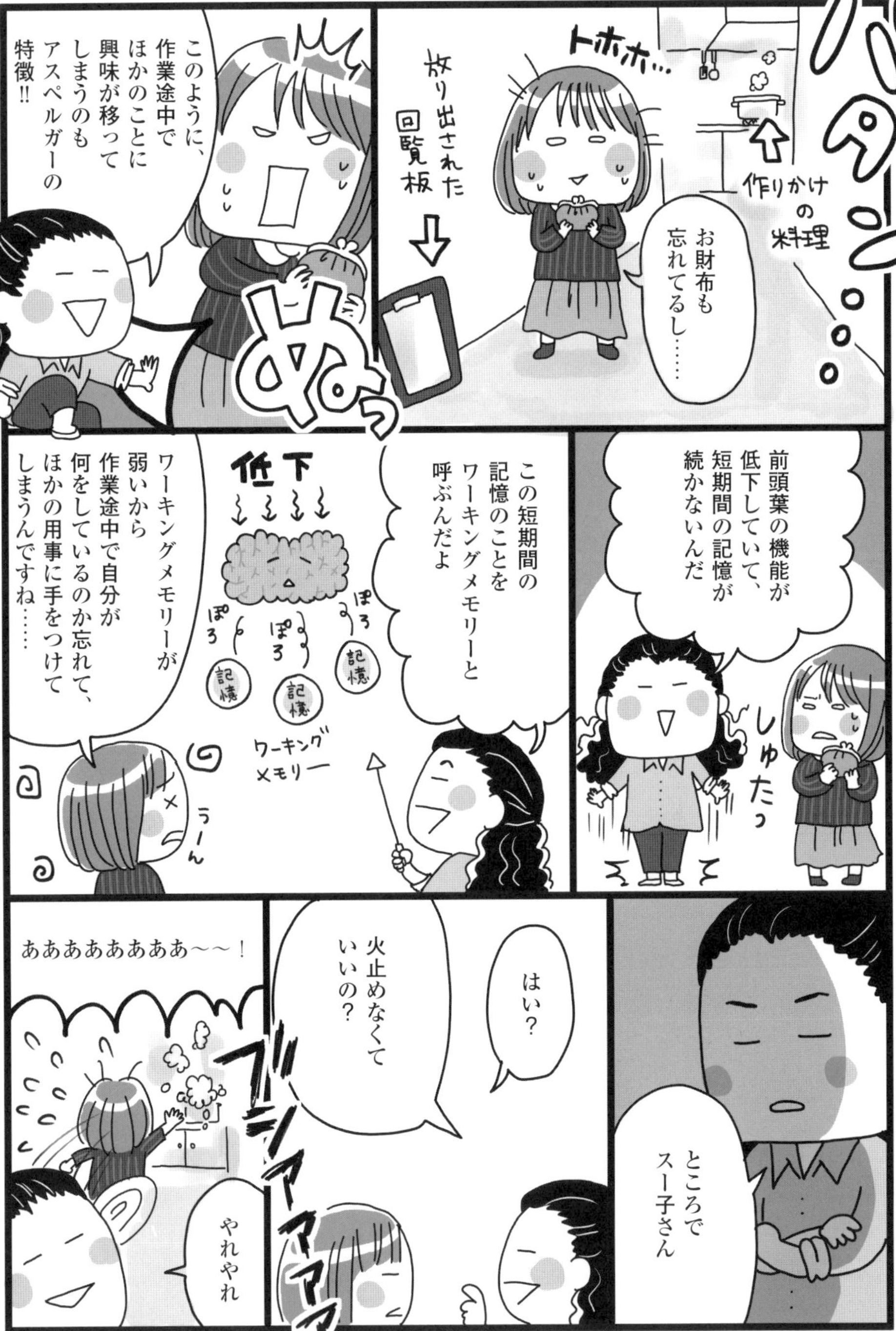
バタン
作りかけの料理
トホホ…
お財布も忘れてるし……
放り出された回覧板
ぬっ
このように、作業途中でほかのことに興味が移ってしまうのもアスペルガーの特徴!!
前頭葉の機能が低下していて、短期間の記憶が続かないんだ
しゅたっ
この短期間の記憶のことをワーキングメモリーと呼ぶんだよ
低下
ぽろ
記憶
ワーキングメモリー
ワーキングメモリーが弱いから何をしている途中で自分が何をしているのか忘れて、ほかの用事に手をつけてしまうんですね……
うーん
ところでスー子さん
はい?
火止めなくていいの?
ブシュアアアア
ああああああああ〜〜!
やれやれ

ワーキングメモリーを強化する

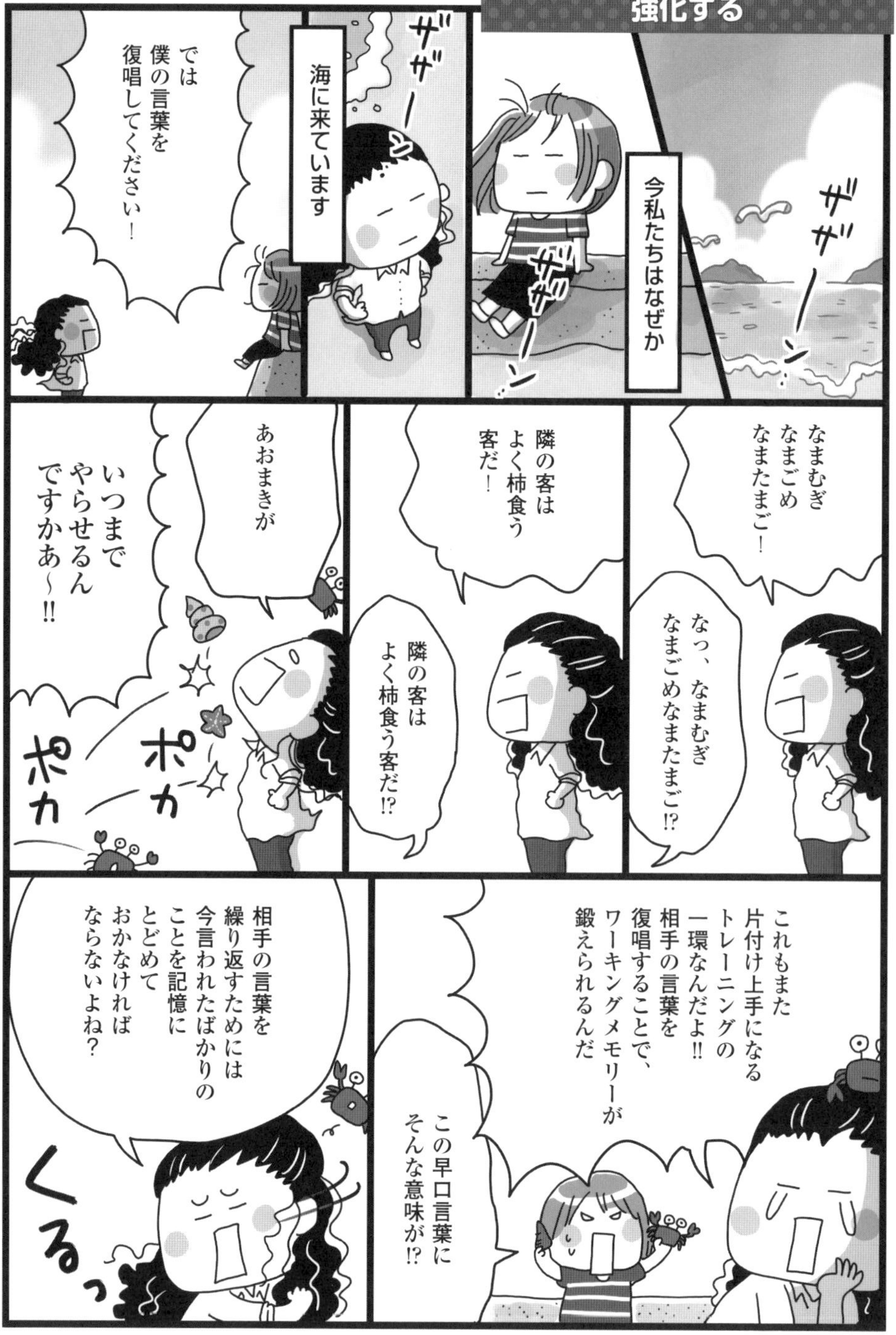

ザザーン
今私たちはなぜか
ザザーン
ザザーン
海に来ています
では僕の言葉を復唱してください!
なまむぎなまごめなまたまご!
なっ、なまむぎなまごめなまたまご!?
隣の客はよく柿食う客だ!
隣の客はよく柿食う客だ!?
あおまきが
いつまでやらせるんですかあ〜!!
ポカ
ポカ
これもまた片付け上手になるトレーニングの一環なんだよ!! 相手の言葉を復唱することで、ワーキングメモリーが鍛えられるんだ
この早口言葉にそんな意味が!?
相手の言葉を繰り返すためには今言われたばかりのことを記憶にとどめておかなければならないよね?
くるっ

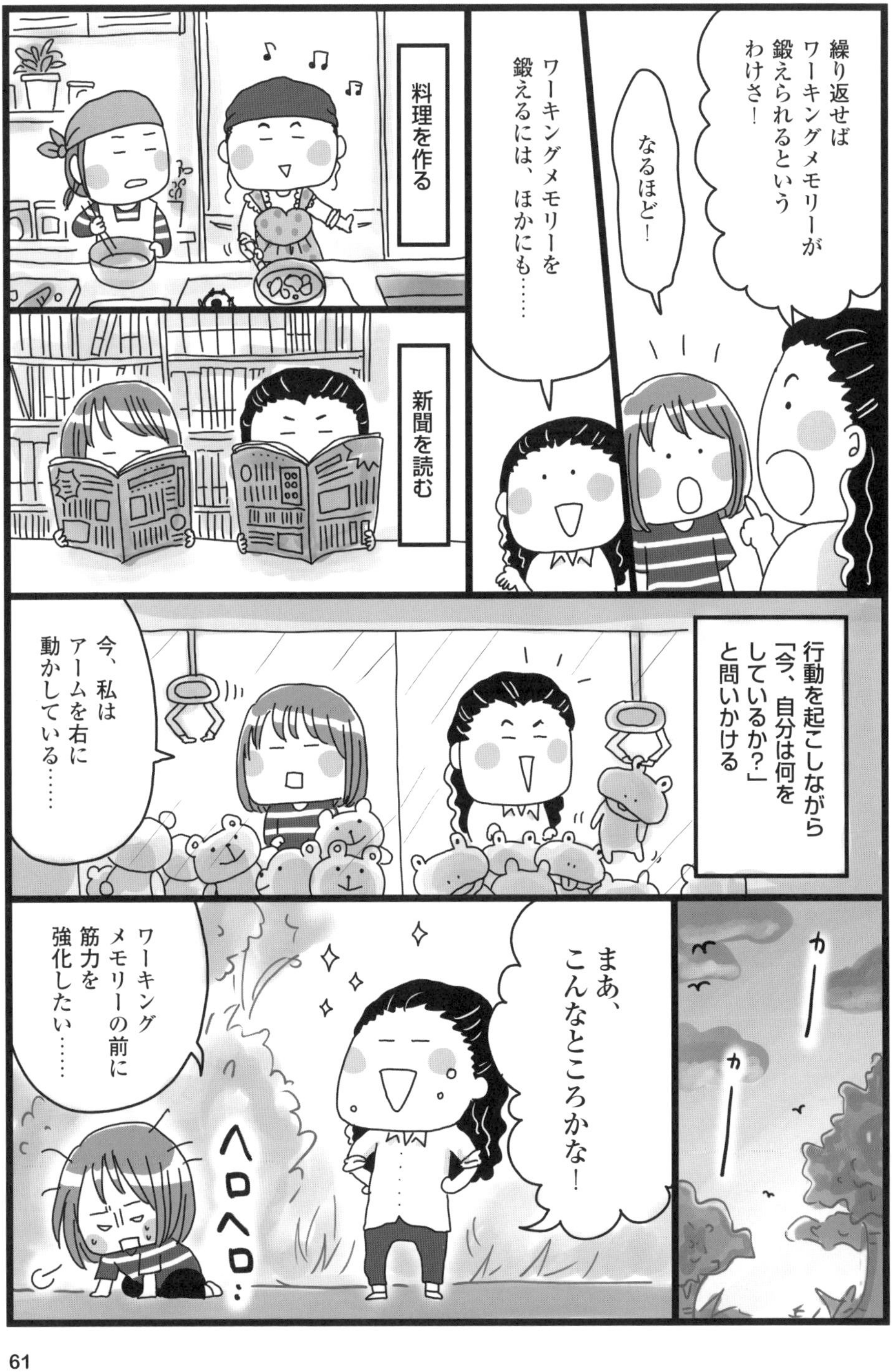

繰り返せば
ワーキングメモリーが
鍛えられるという
わけさ！
なるほど！
ワーキングメモリーを
鍛えるには、ほかにも……
料理を作る
新聞を読む
行動を起こしながら
「今、自分は何を
しているか？」
と問いかける
今、私は
アームを右に
動かしている……
カー
カー
まあ、
こんなところかな！
ワーキング
メモリーの前に
筋力を
強化したい……
ヘロヘロ…

片付けられない理由を探してしまう

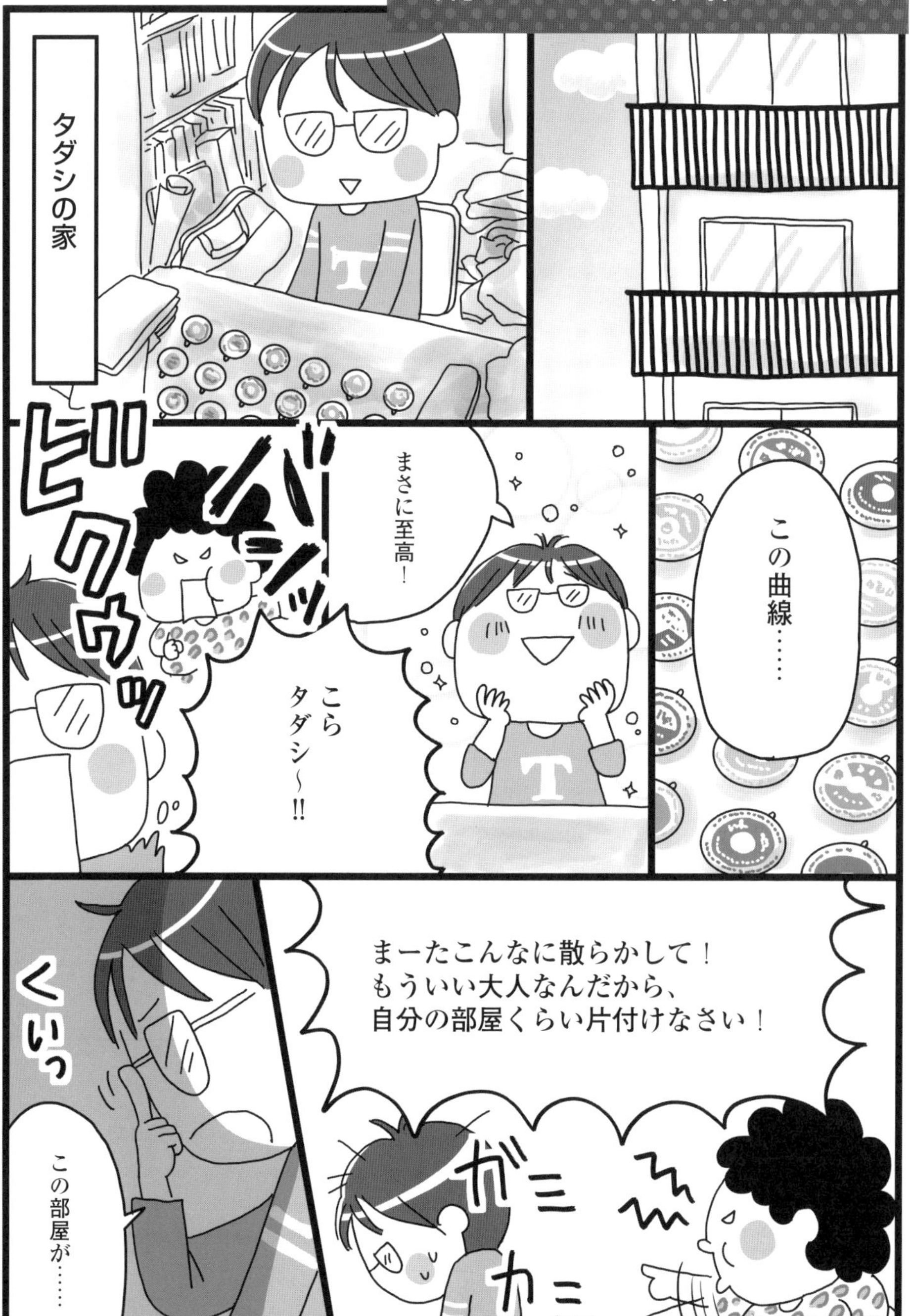

タダシの家
この曲線……
まさに至高！
こら タダシ〜!!
まーたこんなに散らかして！
もういい大人なんだから、
自分の部屋くらい片付けなさい！
ガミガミ
くいっ
この部屋が……

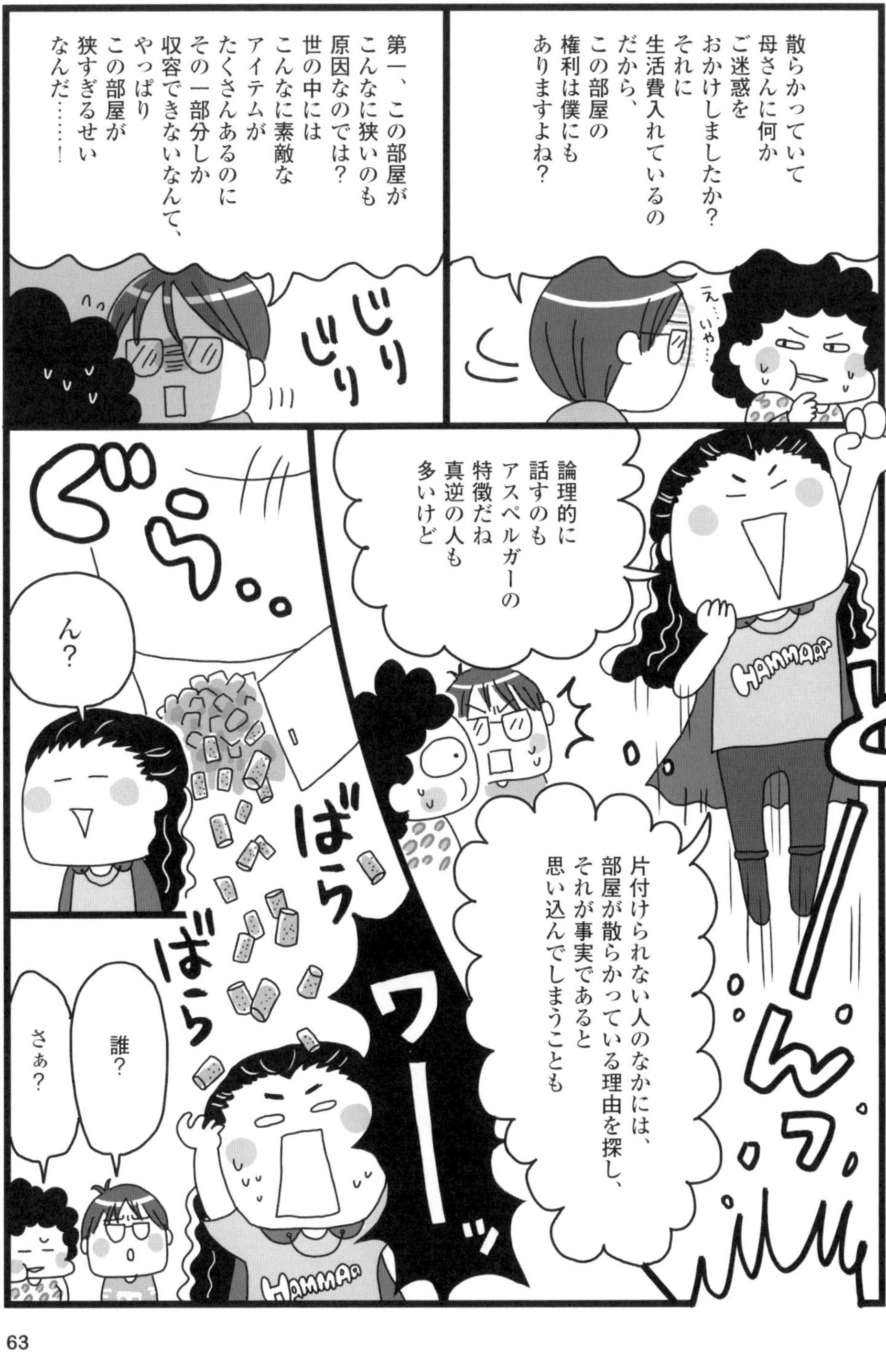
散らかっていて母さんに何かご迷惑をおかけしましたか？それに生活費入れているのだから、この部屋の権利は僕にもありますよね？
え…いや…
第一、この部屋がこんなに狭いのも原因なのでは？世の中にはこんなに素敵なアイテムがたくさんあるのにその一部分しか収容できないなんて、やっぱりこの部屋が狭すぎるせいなんだ……！
じりじり
論理的に話すのもアスペルガーの特徴だね真逆の人も多いけど
片付けられない人のなかには、部屋が散らかっている理由を探し、それが事実であると思い込んでしまうことも
ぐら。。。
ん？
ばらばら
ワーーッ
誰？
さぁ？

片付けが後回しになる理由

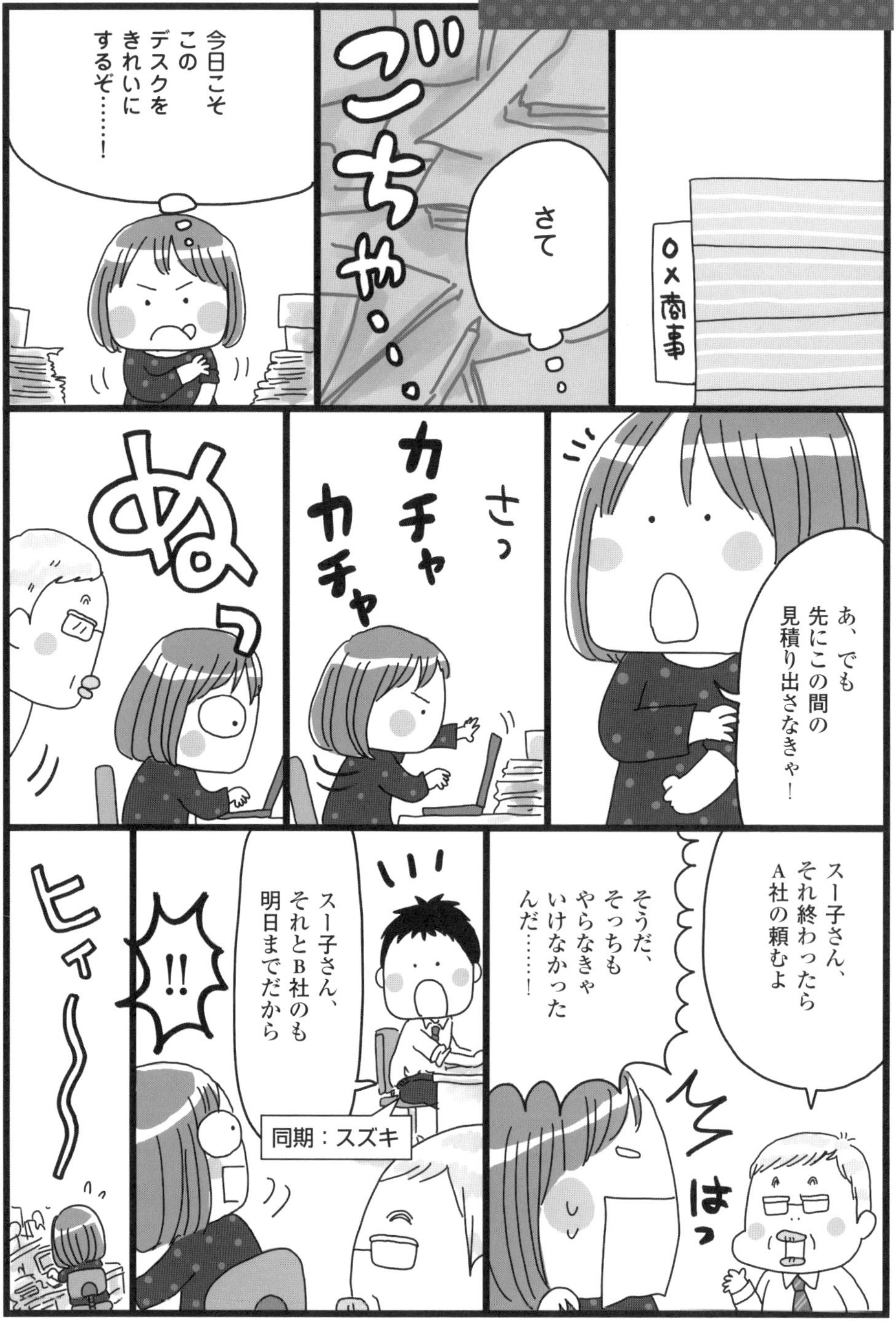

○×商事
さて
ごちゃ。。。
今日こそ このデスクを きれいに するぞ……！
あ、でも 先にこの間の 見積り出さなきゃ！
カチャカチャ
さっ
ぬっ
スー子さん、 それ終わったら A社の頼むよ
そうだ、そっちも やらなきゃ いけなかった んだ……！
はっ
スー子さん、 それとB社のも 明日までだから
同期：スズキ
!!
ヒィ〜〜〜

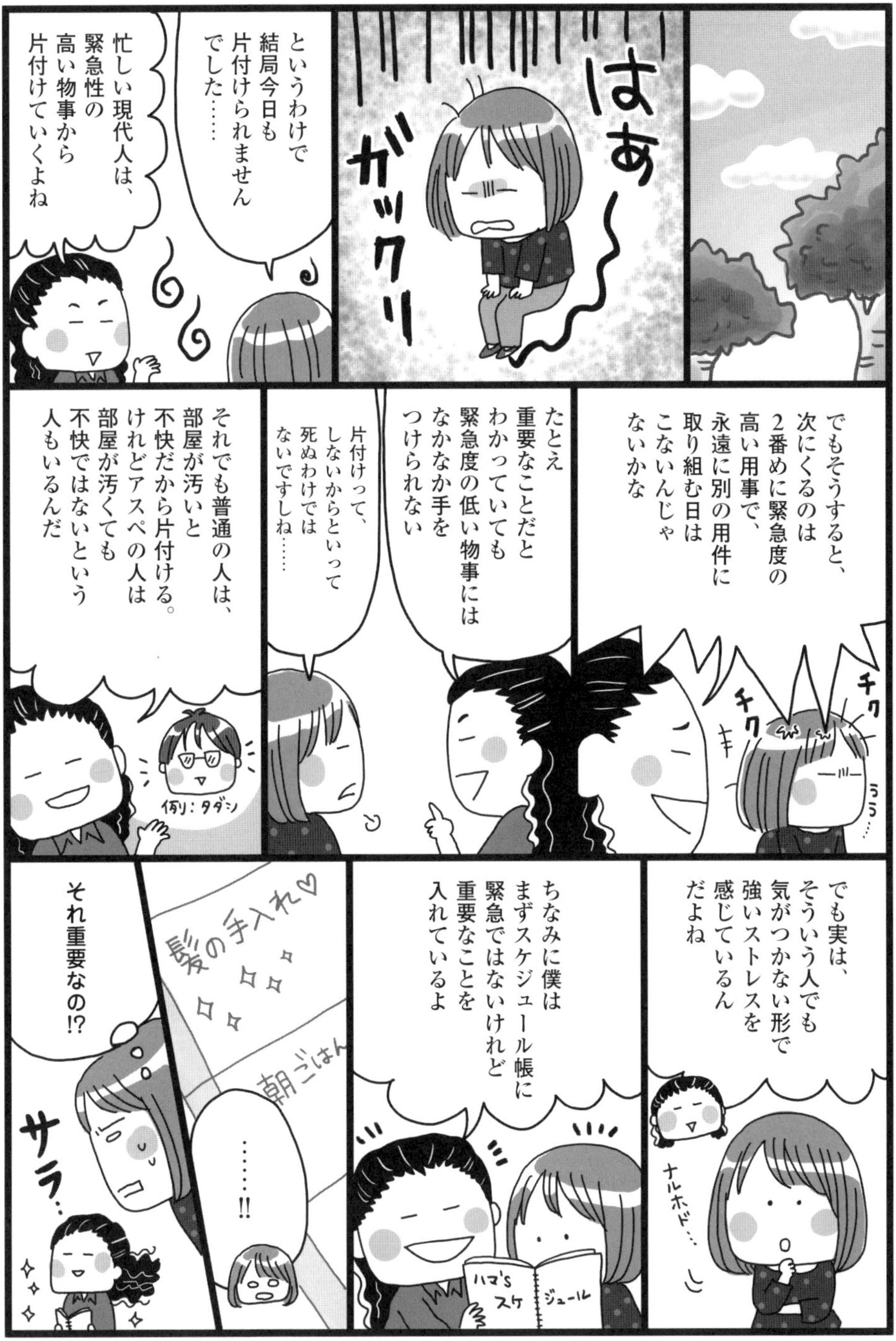
はあ〜
ガックリ
というわけで結局今日も片付けられませんでした……
忙しい現代人は、緊急性の高い物事から片付けていくよね
でもそうすると、次にくるのは2番めに緊急度の高い用事で、永遠に別の用件に取り組む日はこないんじゃないかな
チク
チク
うう……
たとえ重要なことだとわかっていても緊急度の低い物事にはなかなか手をつけられない
片付けって、しないからといって死ぬわけではないですしね……
それでも普通の人は、部屋が汚いと不快だから片付ける。けれどアスペの人は部屋が汚くても不快ではないという人もいるんだ
例：タダシ
でも実は、そういう人でも気がつかない形で強いストレスを感じているんだよね
ナルホド…
ちなみに僕はまずスケジュール帳に緊急ではないけれど重要なことを入れているよ
ハマ'sスケジュール
髪の手入れ♡
朝ごはん
……!!
それ重要なの!?
サラ…

自分にごほうびをあげる

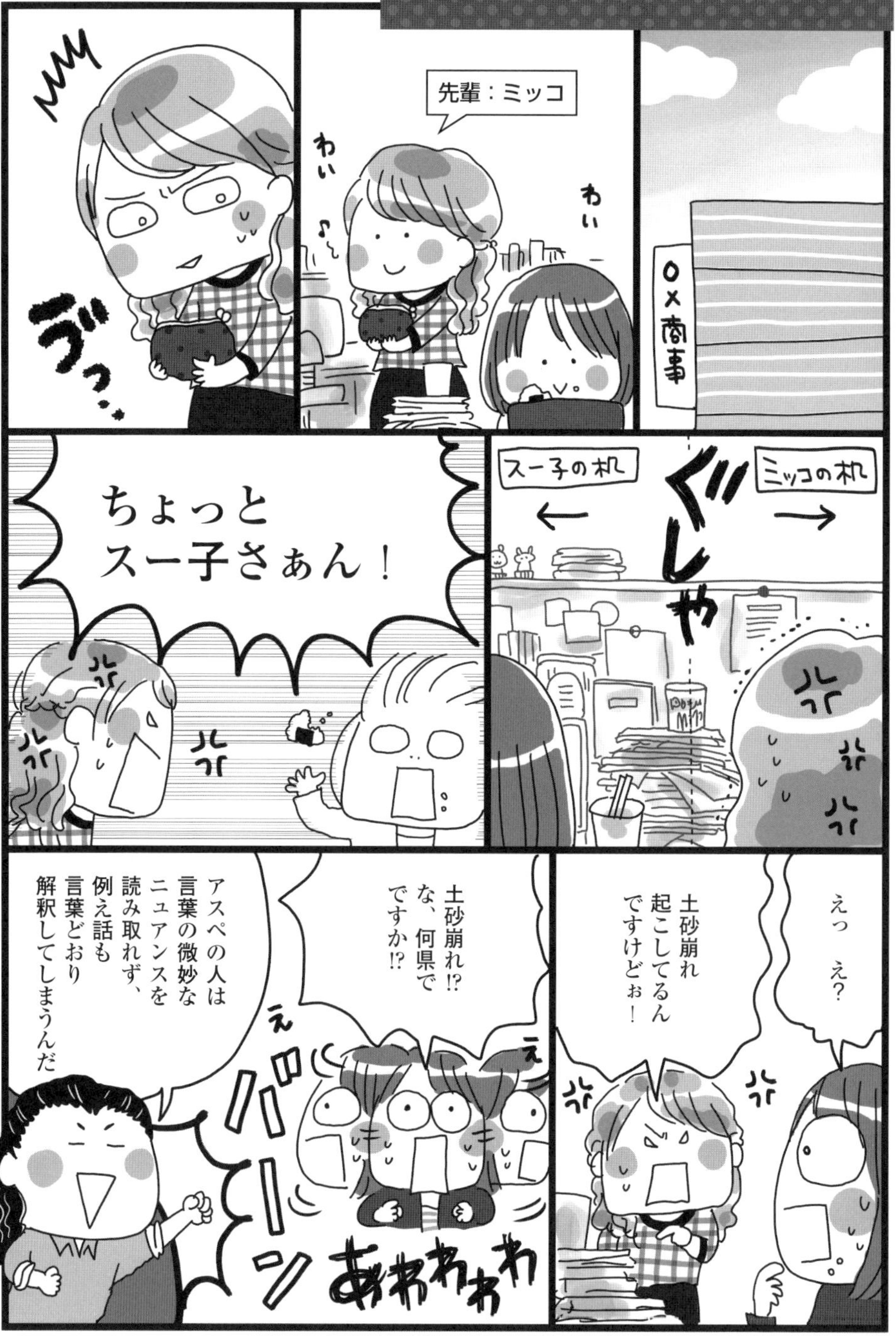

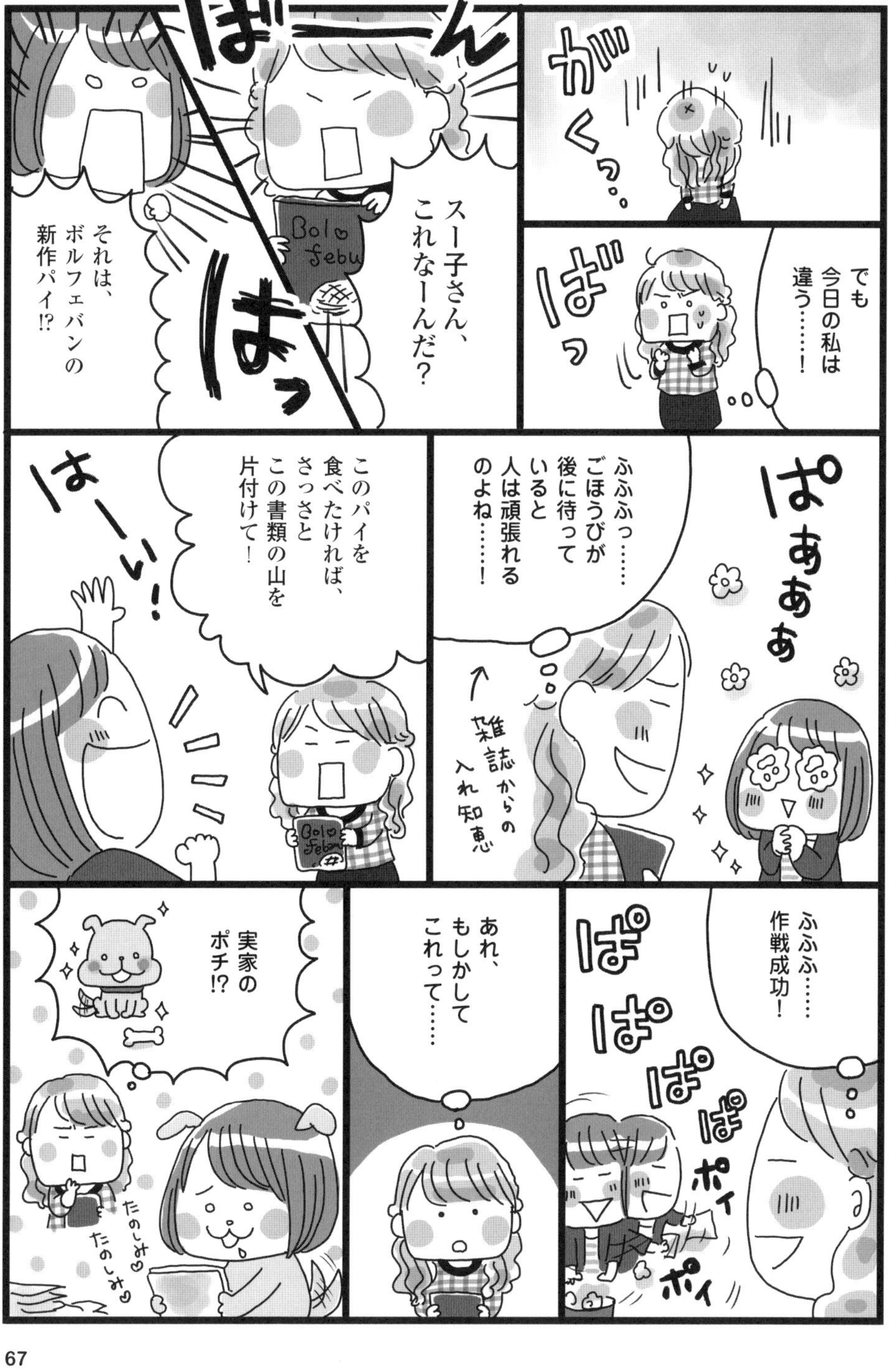
がくっ。。
でも今日の私は違う……!
ぱっ
ばーーん
スー子さん、これなーんだ?
Bolo febu
はっ
それは、ボルフェバンの新作パイ!?
ぱあああ
ふふふっ……ごほうびが後に待っていると人は頑張れるのよね……!
雑誌からの入れ知恵
このパイを食べたければ、さっさとこの書類の山を片付けて!
はーい!
ふふふ……作戦成功!
ぱぱぱぱ
ポイ
ポイ
あれ、もしかしてこれって……
実家のポチ!?
たのしみたのしみ

自分に罰を与える

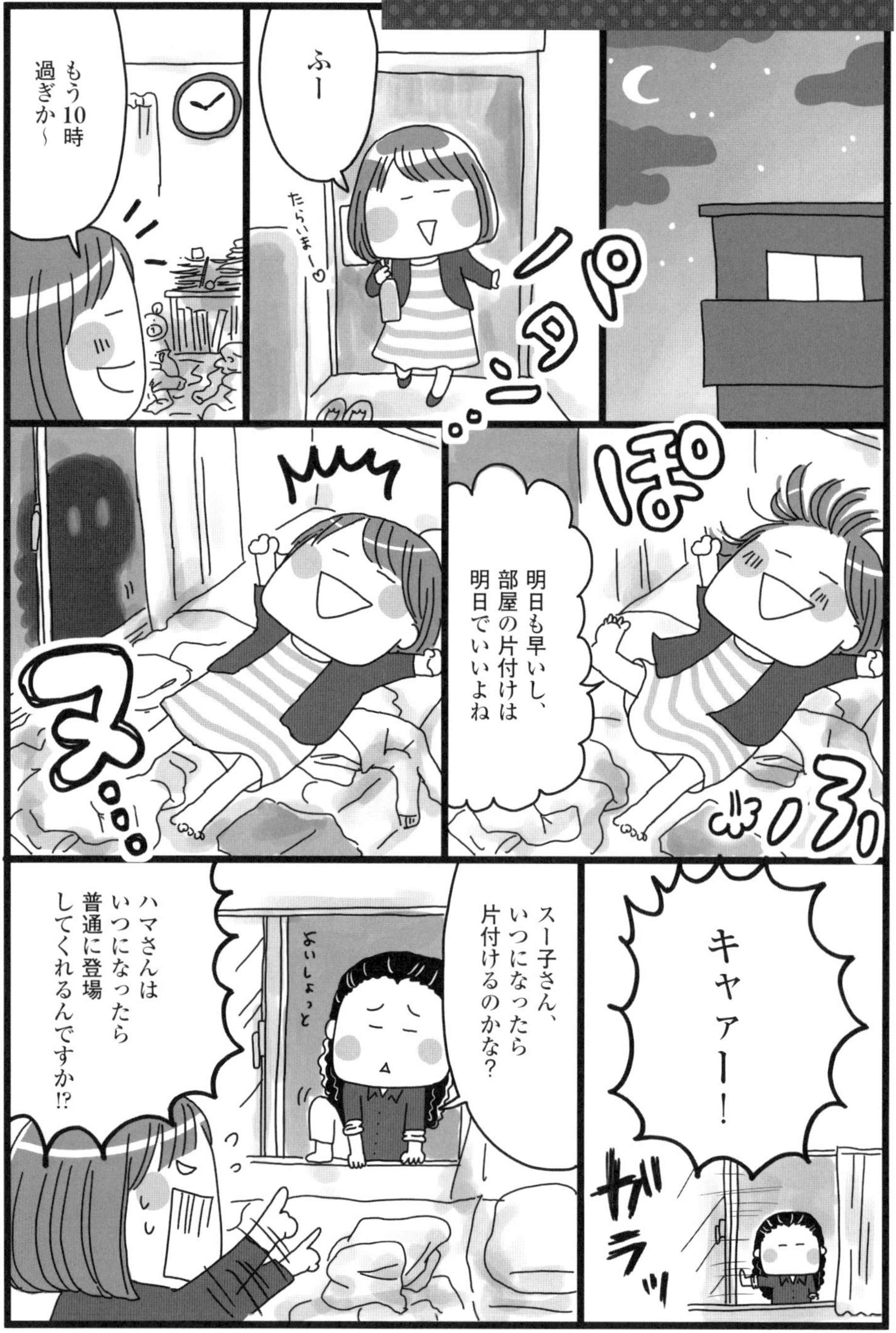

パタン
ふー
たらいまー♡
もう10時過ぎか〜
ぽ
明日も早いし、部屋の片付けは明日でいいよね
キャアーー！
ガラッ
スー子さん、いつになったら片付けるのかな？
よいしょっと
ハマさんはいつになったら普通に登場してくれるんですか!?

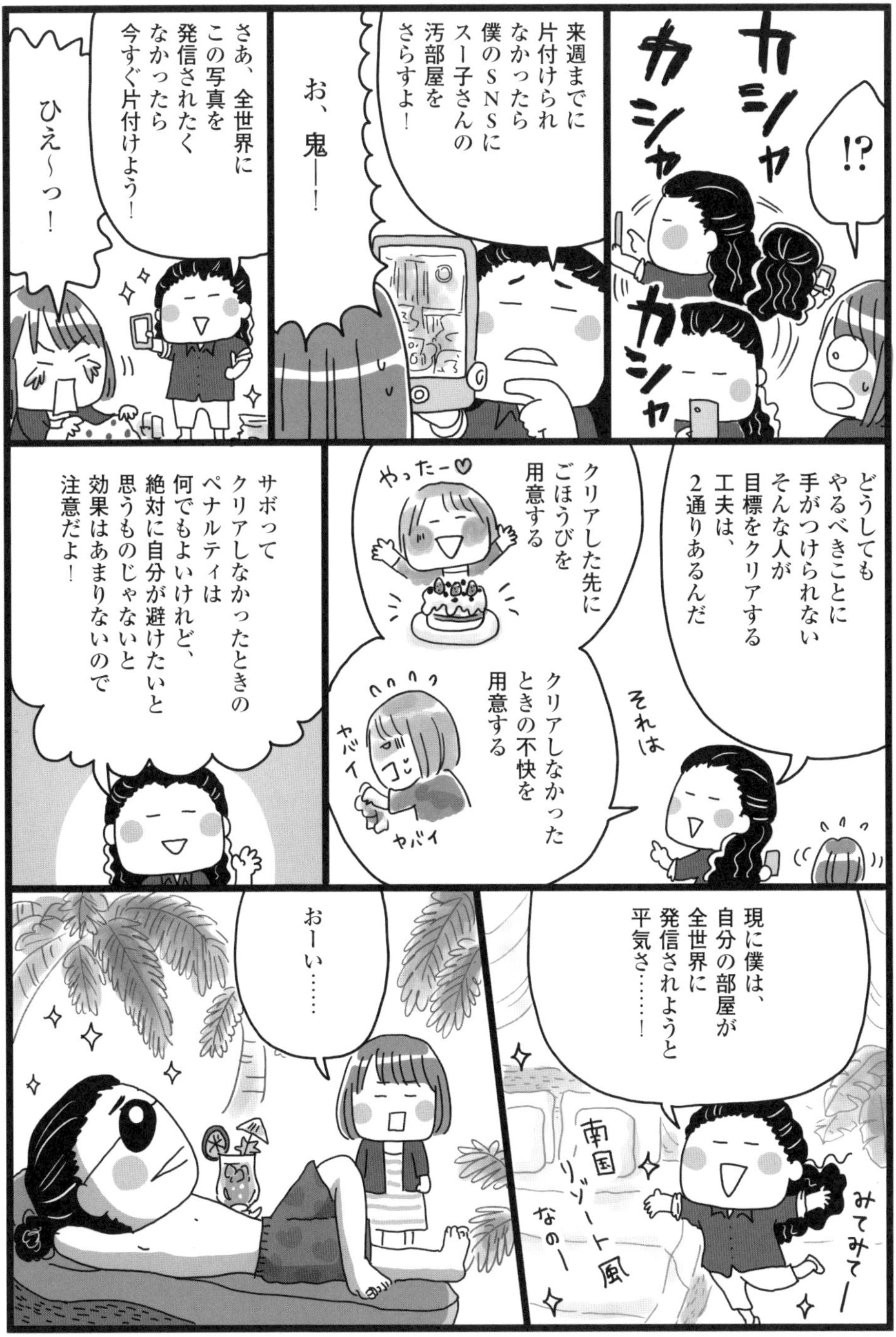

カシャ
カシャ
!?
カシャ
来週までに片付けられなかったら僕のＳＮＳにスー子さんの汚部屋をさらすよ！
お、鬼――！
さあ、全世界にこの写真を発信されたくなかったら今すぐ片付けよう！
ひえ〜っ！
どうしてもやるべきことに手がつけられないそんな人が目標をクリアする工夫は、2通りあるんだ
それは
クリアした先にごほうびを用意する
やったー♡
クリアしなかったときの不快を用意する
ヤバイ
ヤバイ
サボってクリアしなかったときのペナルティは何でもよいけれど、絶対に自分が避けたいと思うものじゃないと効果はあまりないので注意だよ！
現に僕は、自分の部屋が全世界に発信されようと平気さ……！
みてみてー
南国リゾート風なのー
おーい……

強い劣等感をなくす

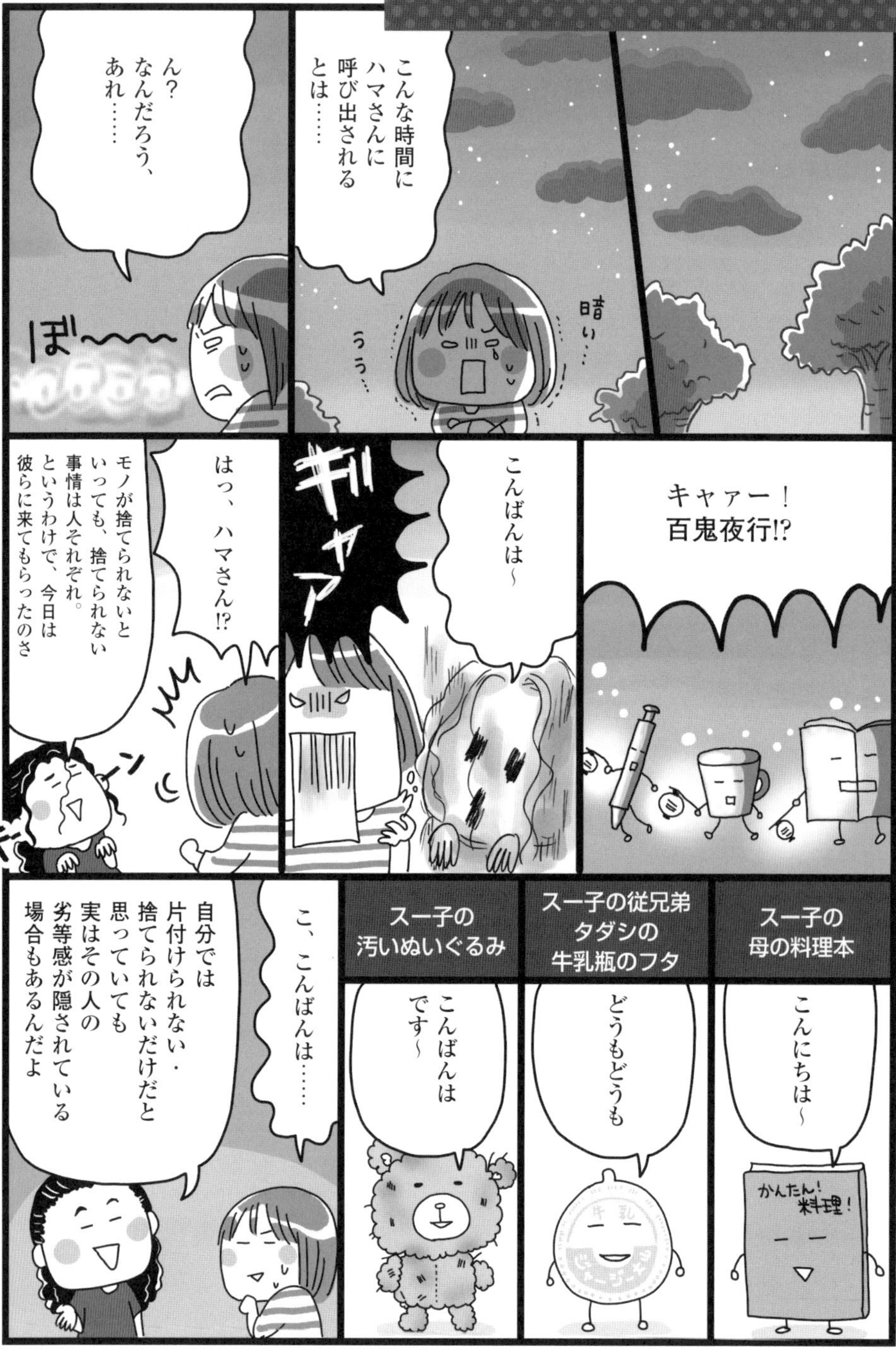

暗い…
こんな時間にハマさんに呼び出されるとは……
うう…
ん？なんだろう、あれ……
ぼ〜〜〜
キャァー！百鬼夜行!?
こんばんは〜
ギャア
はっ、ハマさん!?
モノが捨てられないといっても、捨てられない事情は人それぞれ。というわけで、今日は彼らに来てもらったのさ
スー子の母の料理本
こんにちは〜
かんたん！料理！
スー子の従兄弟タダシの牛乳瓶のフタ
どうもどうも
牛乳
スー子の汚いぬいぐるみ
こんばんはです〜
こ、こんばんは……
自分では片付けられない・捨てられないだけだと思っていても実はその人の劣等感が隠されている場合もあるんだよ

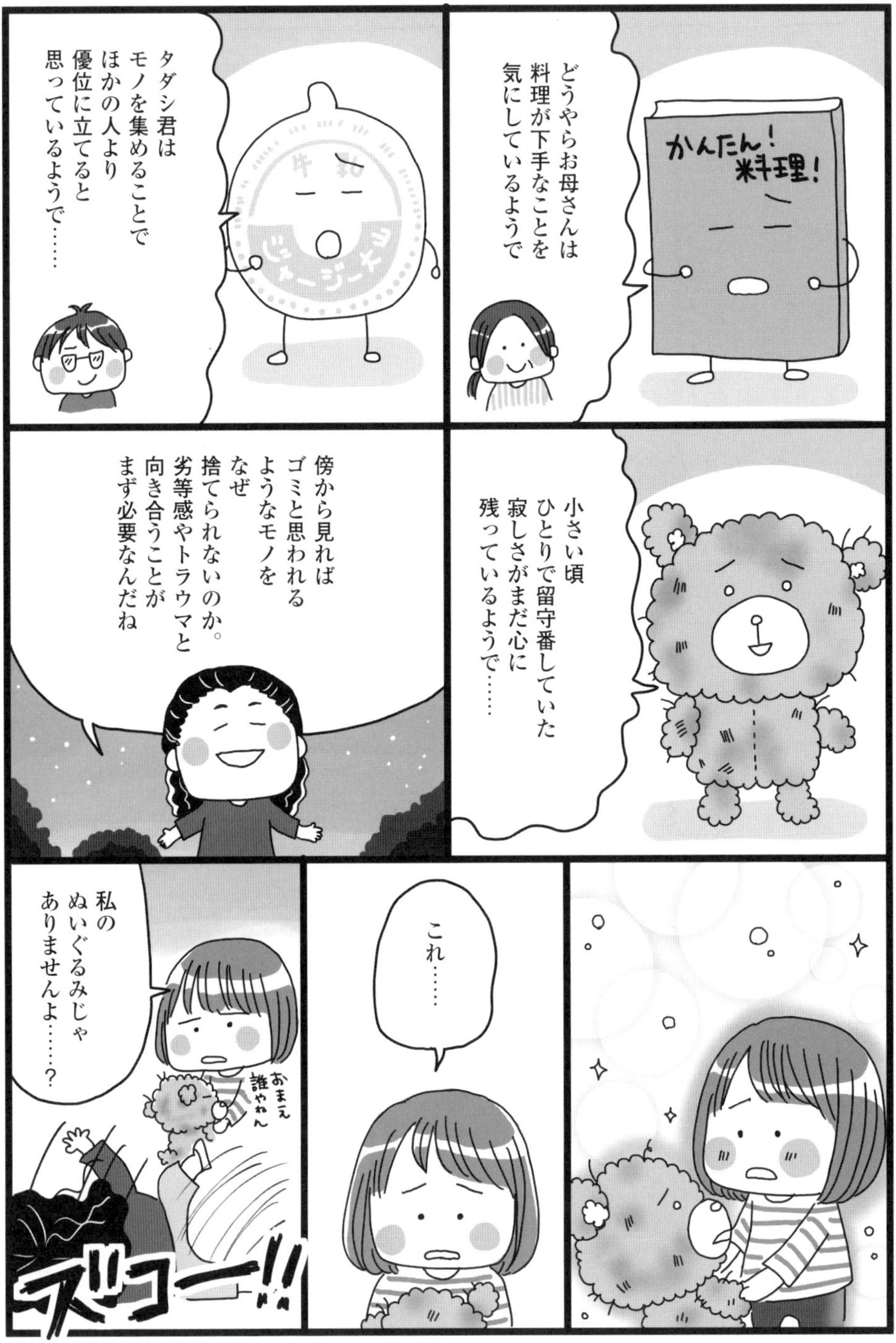

かんたん！料理！
どうやらお母さんは料理が下手なことを気にしているようで
タダシ君はモノを集めることでほかの人より優位に立てると思っているようで……
小さい頃ひとりで留守番していた寂しさがまだ心に残っているようで……
傍から見ればゴミと思われるようなモノをなぜ捨てられないのか。劣等感やトラウマと向き合うことがまず必要なんだね
これ……
私のぬいぐるみじゃありませんよ……？
おまえ誰やねん
ズリコー!!

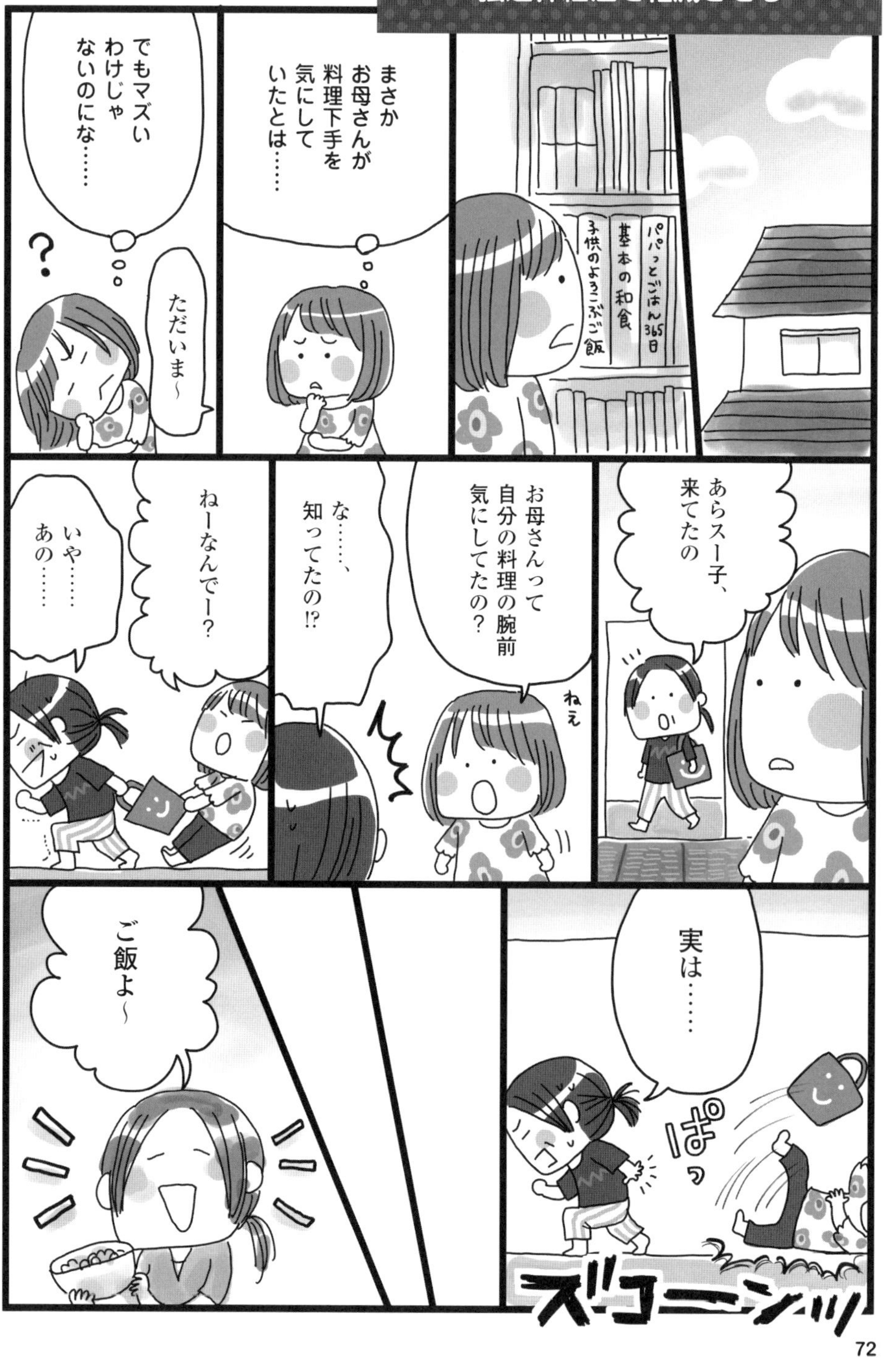
パパっとごはん365日
基本の和食
子供のよろこぶご飯
まさかお母さんが料理下手を気にしていたとは……
ただいま〜
でもマズいわけじゃないのにな……
?
あらスー子、来てたの
ねえ
お母さんって自分の料理の腕前気にしてたの?
な……、知ってたの!?
ねーなんでー?
いや……あの……
実は……
ぱっ
ズコーンッ
ご飯よ〜

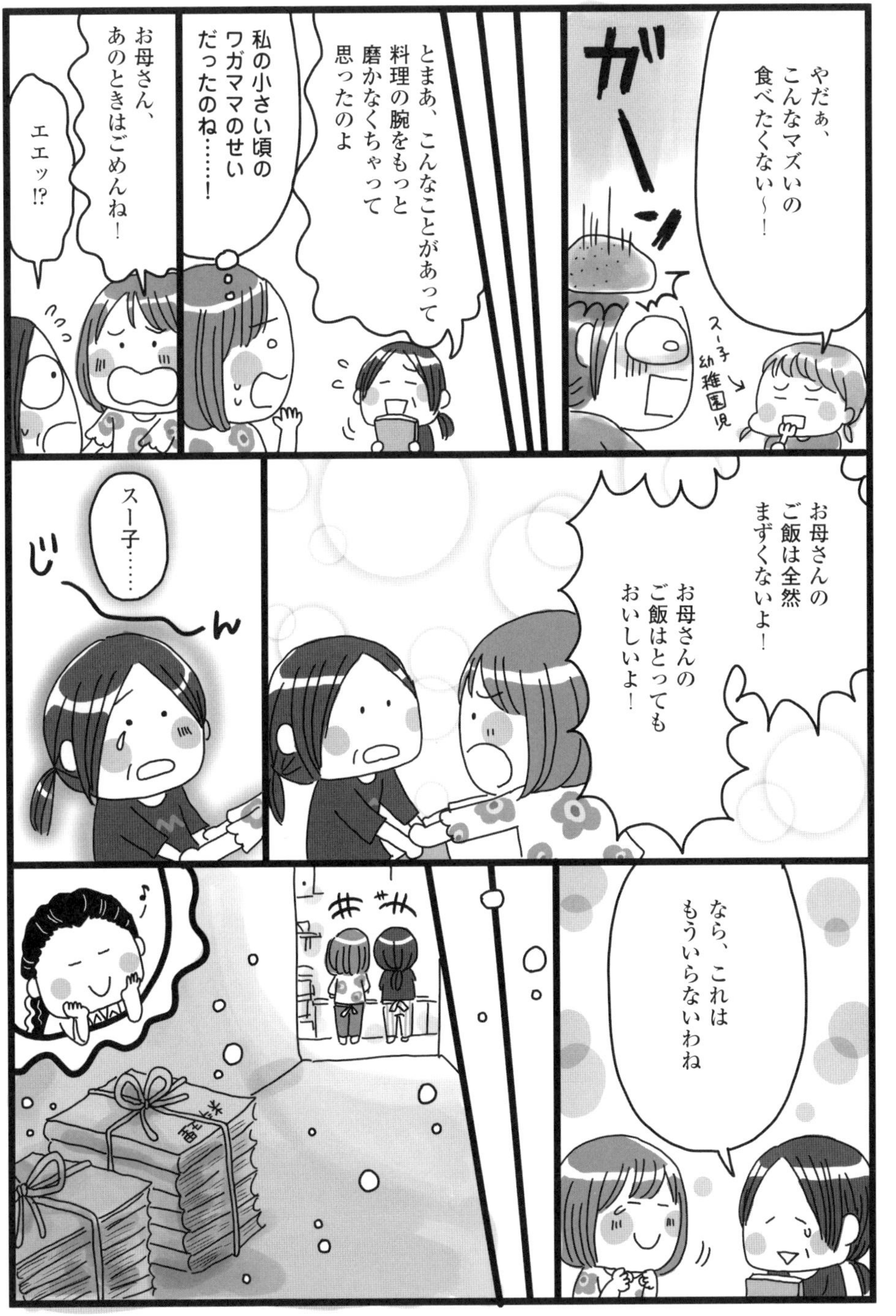
やだぁ、こんなマズいの食べたくない〜!
ガーン
スー子 幼稚園児
とまあ、こんなことがあって料理の腕をもっと磨かなくちゃって思ったのよ
私の小さい頃のワガママのせいだったのね……!
お母さん、あのときはごめんね!
エエッ!?
お母さんのご飯は全然まずくないよ!
お母さんのご飯はとってもおいしいよ!
スー子……
じーん
なら、これはもういらないわね

chapter 2

① 環境圧力と快楽学習法で片付けられる人になる

◆自分への罰とごほうびで行動をコントロール

前述したように、人という生き物は基本的にエネルギーを使わないようにできていますし、片付けや掃除のようにやらなくても生きていける行為には、なおさら意欲がわきません。しかし、行動を起こさなければ罰を与えると取り決めれば、慌てて行動を起こすようになります。たとえば、片付けなければＳＮＳに自分の汚い部屋をさらされる、強く叱られる、大好きなおやつを取り上げられる……といった決まりです。このように周囲からプレッシャー（圧力）をかけられて、やらなければならない状況に追い込むことを環境圧力と呼びます。もしくは、行動の先にごほうびを用意しましょう。部屋やデスクをきれいに整頓したら、好きなドーナツを食べる、見たかったＤＶＤを観る、恋人に電話をかける、

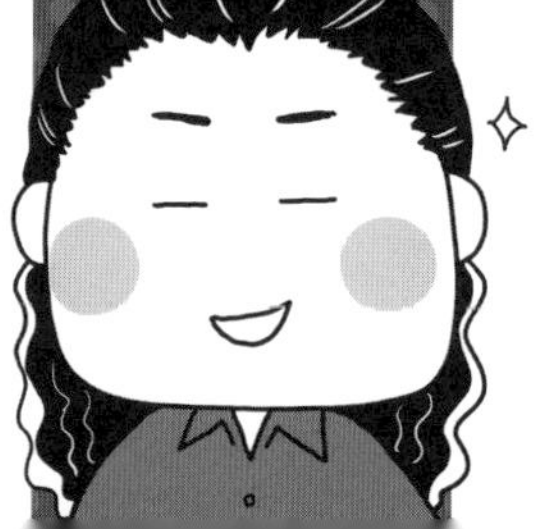

などなんでもかまいません。そうすれば、その行動と、行動の結果もたらされた快楽が脳の中でワンセットになって「ひも付け」されるので、味をしめて同じ行動を繰り返すようになります。これを快楽学習法と呼びます。

アスペルガー症候群の人は、自分の興味分野にばかり意識が集中して、嫌いな物事は眼に入らない傾向にあります。なので、環境圧力や快楽学習法を生活に取り入れて、自然と片付けができる状況へライフスタイルを変えていきましょう。「絶対に今日は片付けよう！」と自分を叱咤激励するよりも、このように強制的に行動を変化させる行動療法のほうが、はるかに効果的です。心がどうであろうと、行動が変わり、結果がもたらされれば、思考や感情は前向きに変わるのですから。

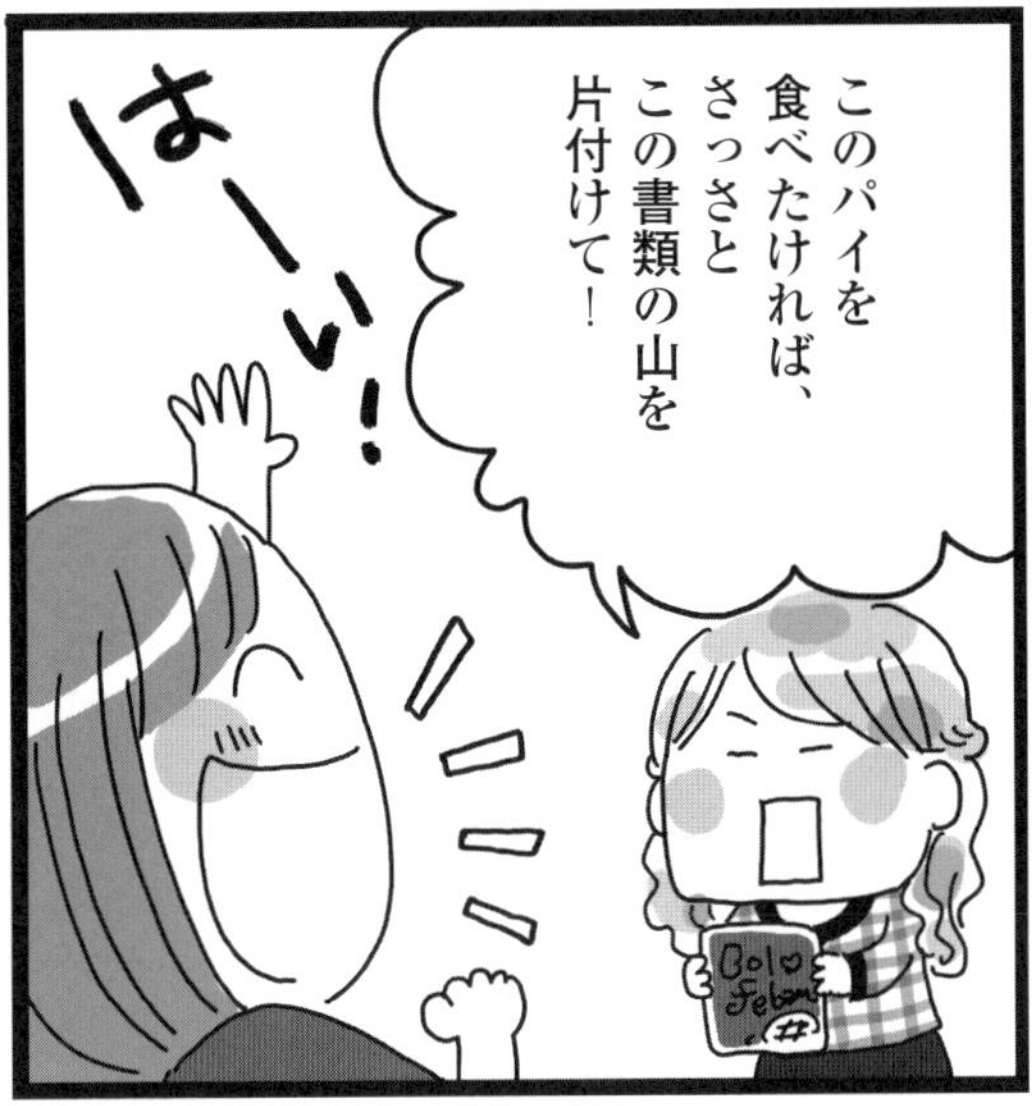
このパイを食べたければ、さっさとこの書類の山を片付けて！
はーい！

chapter 2

2 親の言動は脈々と子に受け継がれる 子どもにとって自分の家は世界の常識

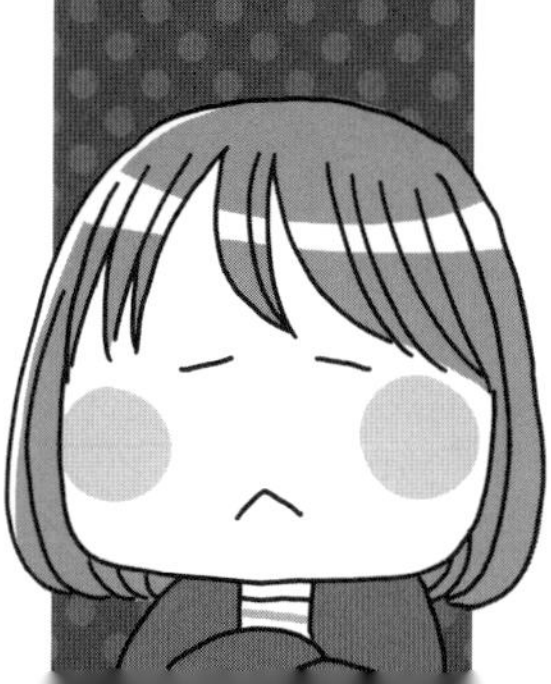

◆アスペルガーは遺伝する？

アスペルガー症候群の原因は、脳の器質的障害とされています。しかし、なぜ脳にそのような異常が生じるのか、原因や根拠については、残念ながら現代の医学では明確にされていません。とはいえ、アスペルガー症候群以外にも、さまざまある脳の機能障害は、遺伝的要因があると昨今の研究ではいわれています。僕もその考えには賛成なのですが、一概に「アスペルガーは遺伝だ」ともいえない状況なのです。

しかし、片付け能力に限っていえば、また話は変わってきます。遺伝するように生育歴が影響するのです。子どもにとって自分の世界とは家庭とほぼイコール。みなさんも大人になってから、幼い頃から続けていた習慣や食事のルールが、実は自分の家独特のものだったと知った経験が少なからずあるでしょう。これと同じことが、片付け能力にもいえます。

親が片付け下手であれば、子どもは、家は散らかっているのが当然だと思って育ちます。ゴミはゴミ箱に入れるのではなく放置するのが普通、本は本棚に入れるのではなく床に積み上げるというように。モノを捨てる方法を身につけられないだけでなく、効率的に部屋を片付けて掃除するという考え方も育ちません。親子二代にわたって溜め込み障害に陥るケースも珍しくなく、まさに子は親を映す鏡というわけです。

こういうケースでは、親子そろって療法に取り組んでもらい、家庭環境を変えることから始めます。

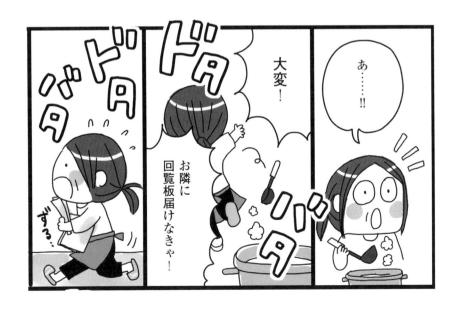

chapter 2

3 ワーキングメモリーと片付け能力の関係性

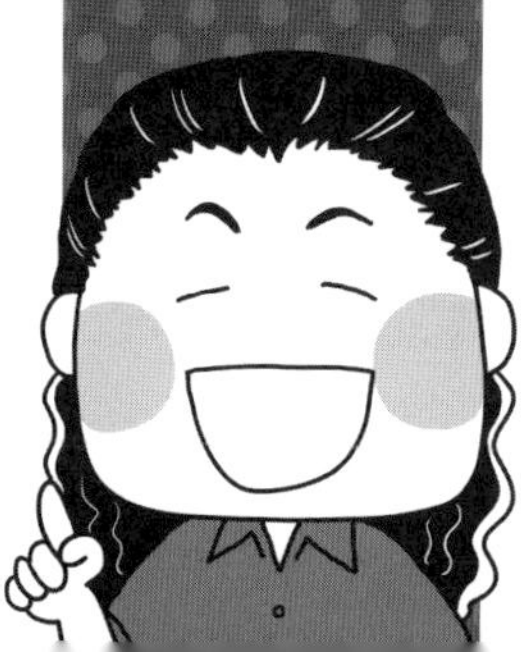

◆短期間の記憶力＝ワーキングメモリーを鍛えれば片付け上手になれる！

片付けに限らず、私たちが何かしらの作業をする際には「ワーキングメモリー」という短期間の記憶力が働いています。たとえばオムライスを作ろうとしたとき、頭の中で手順を思い浮かべるでしょう。まずは冷蔵庫から卵を取り出して常温に戻しておこう。その間に玉ねぎと鶏肉を切って炒めておこう。次は炊飯器からご飯をよそわなくては……とこんな具合に、頭の中では常に次の行動が予想されています。ところがワーキングメモリーが破綻していると、卵を料理台に取り出した段階で「あれ、私は何をしていたのかな。あ、このふきん汚れているから洗わなくちゃ」と、目の前の物事に関心が移り、これまでの行動とはまったく別の作業に入ってしまうのです。

これを片付け能力に当てはめると、ワーキングメモリーが破綻している人は、どこを片付けても中途半端に終わってしまうため、片付ける前よりも、さらに散らかってしまうということになります。では、ワーキングメモリーは破綻したままなのでしょうか。いいえ、そんなことはありません。脳を鍛えて、ワーキングメモリーを働かせることは、充分に可能です。たとえば、先ほど例に出した料理もワーキングメモリーを鍛えるのに有効な手段です。常に次の手順を予想・確認しながら動くというのがポイントです。そのほかにも、歌詞を覚えた曲をカラオケで歌ったり、新聞記事の見出しを覚えながら読み進めたりと日常のちょっとした作業でも、ワーキングメモリーを鍛えることができます。

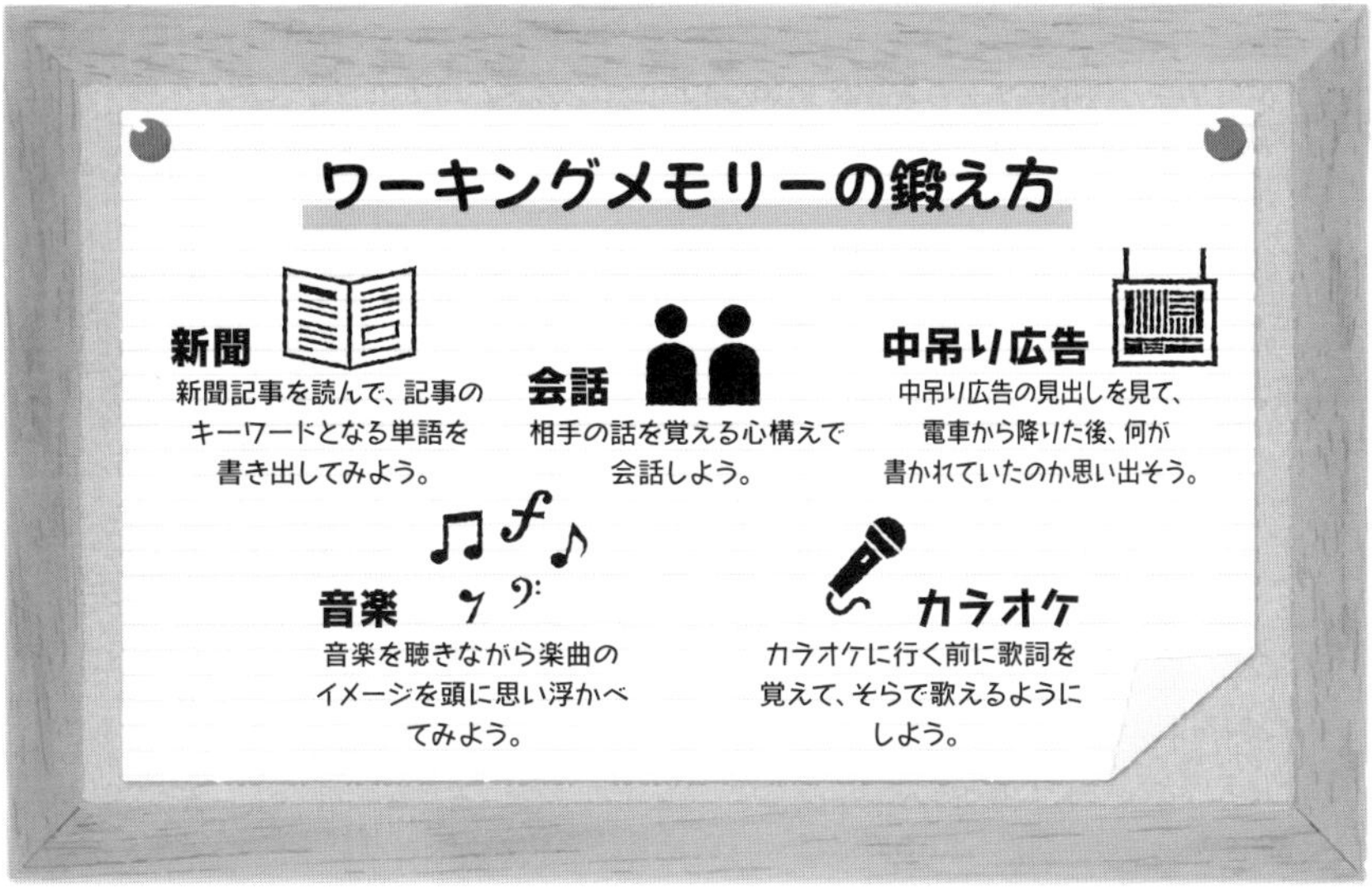
ワーキングメモリーの鍛え方
新聞
新聞記事を読んで、記事のキーワードとなる単語を書き出してみよう。
会話
相手の話を覚える心構えで会話しよう。
中吊り広告
中吊り広告の見出しを見て、電車から降りた後、何が書かれていたのか思い出そう。
音楽
音楽を聴きながら楽曲のイメージを頭に思い浮かべてみよう。
カラオケ
カラオケに行く前に歌詞を覚えて、そらで歌えるようにしよう。

chapter 2

④ アスペルガーの長所を活かした片付け方法

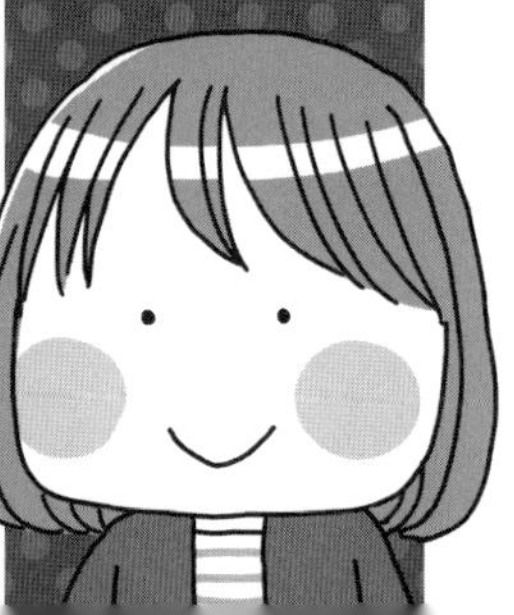

◆視覚情報を処理するのが得意で、一度決めたルールは順守するアスペルガー

アスペルガー症候群の短所にばかり目がいきがちですが、その短所は裏を返せば長所になります。

・空気を読んで臨機応変に動けない→決められたルールを守る
・やるべきことの優先順位をつけられない→小さな作業でもコツコツ続けられる
・独創性に欠ける→模倣が得意

これらの長所を活かせば、片付けが苦手でも、格段に片付けしやすくなるでしょう。

たとえば、アスペルガーの人は、一度決めたルールは絶対順守しないと気がすみません。

そこで「一週間に一度クローゼットを整理する」といったザックリしたルールだけでなく、「2

年間着ていない服は捨てる」「火曜日にゴミ箱からゴミ袋にゴミを移す」といった細かな決めごとから、さらに台所やトイレの掃除の手順まで細分化して、片付け方を決めておきましょう。また、視覚情報を処理したり、模倣したりするのが得意であるという点を活かして、きれいに片付いた自室の写真をカメラに収め、部屋が散らかってきたら写真どおりの部屋を再現するという方法もおすすめです。

　こういったルールや資料を一度用意すれば、何度でも繰り返し利用して片付けることができます。

　アスペルガーの人は基本的に美意識が高くきれい好きなので、一度片付けスイッチが入ってしまえば、寝る間も惜しんで片付けに没頭するでしょう。

アスペの長所を活かした片付け方法

- 視覚情報の処理が得意 ➡ 写真や動画で学ぶ
- 完璧主義 ➡ 片付けルールを決める
- ルールを守る ➡ 片付ける順番を決める

chapter 2

5 考え方を変える自己暗示で捨てられる・集めない人になる

◆自分の捨てられないモノを知ると、捨てられない理由が見えてくる

次に挙げるのは、モノを集めて捨てられなくなってしまった人々の実例です。

・本や資料で床が見えない→自分は馬鹿だと思い込み、知識を忘れるのが怖かった
・母と姉の私物が捨てられない→母親・姉と共依存の関係にあった
・服や鞄を買っては溜め込む→将来の経済不安への回避行動として買い物依存症に

このように、部屋は脳内を投影するスクリーンなのです。劣等感や依存状態にあることを自覚し、そういった思い込みの歪みを強制的に正していきましょう。これが自己暗示です。「私は幸せになる価値がある」といった前向きな言葉を紙に書いたり、口に出したりすることで、最初は抵抗する感情に苦しみますが、徐々に劣等感は緩和されていきます。

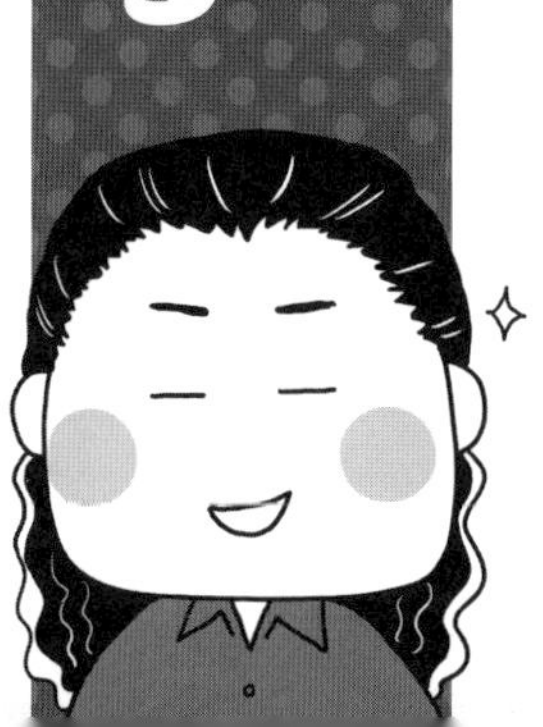

chapter

3

片付けられない弊害は汚部屋だけじゃない！

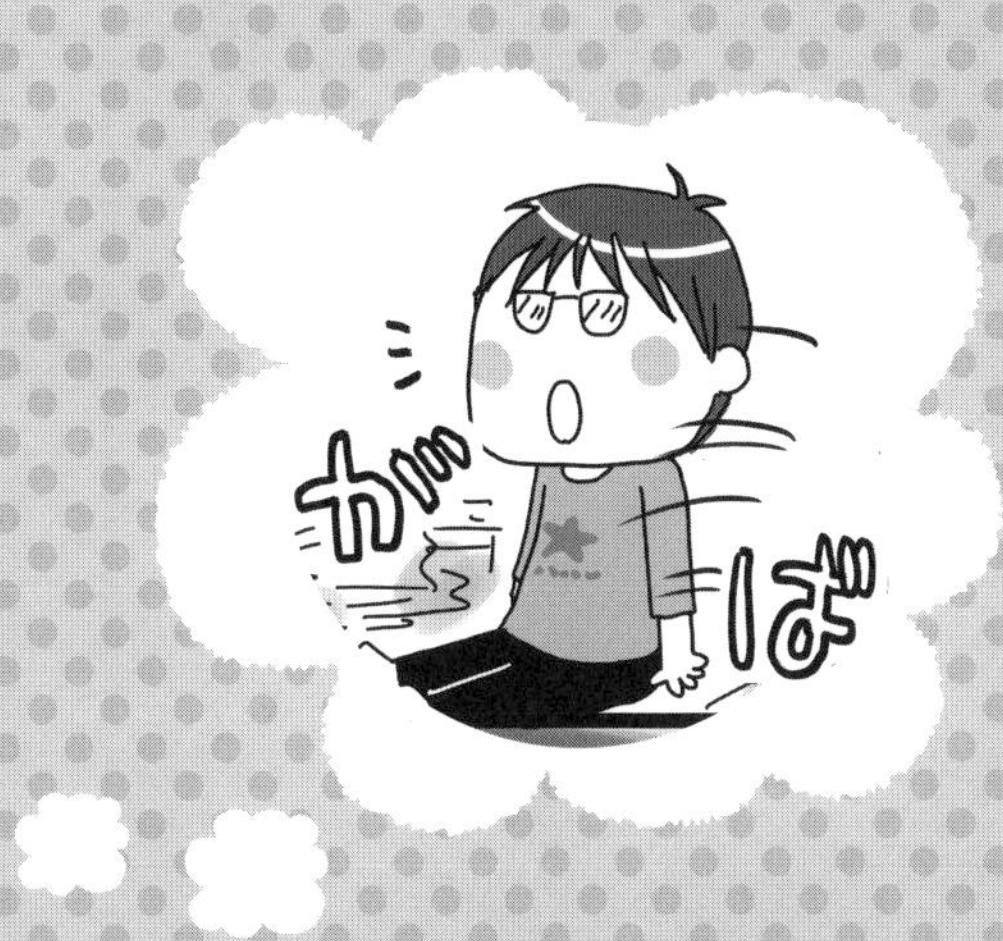

片付けられないと 論理的な思考が失われてしまう

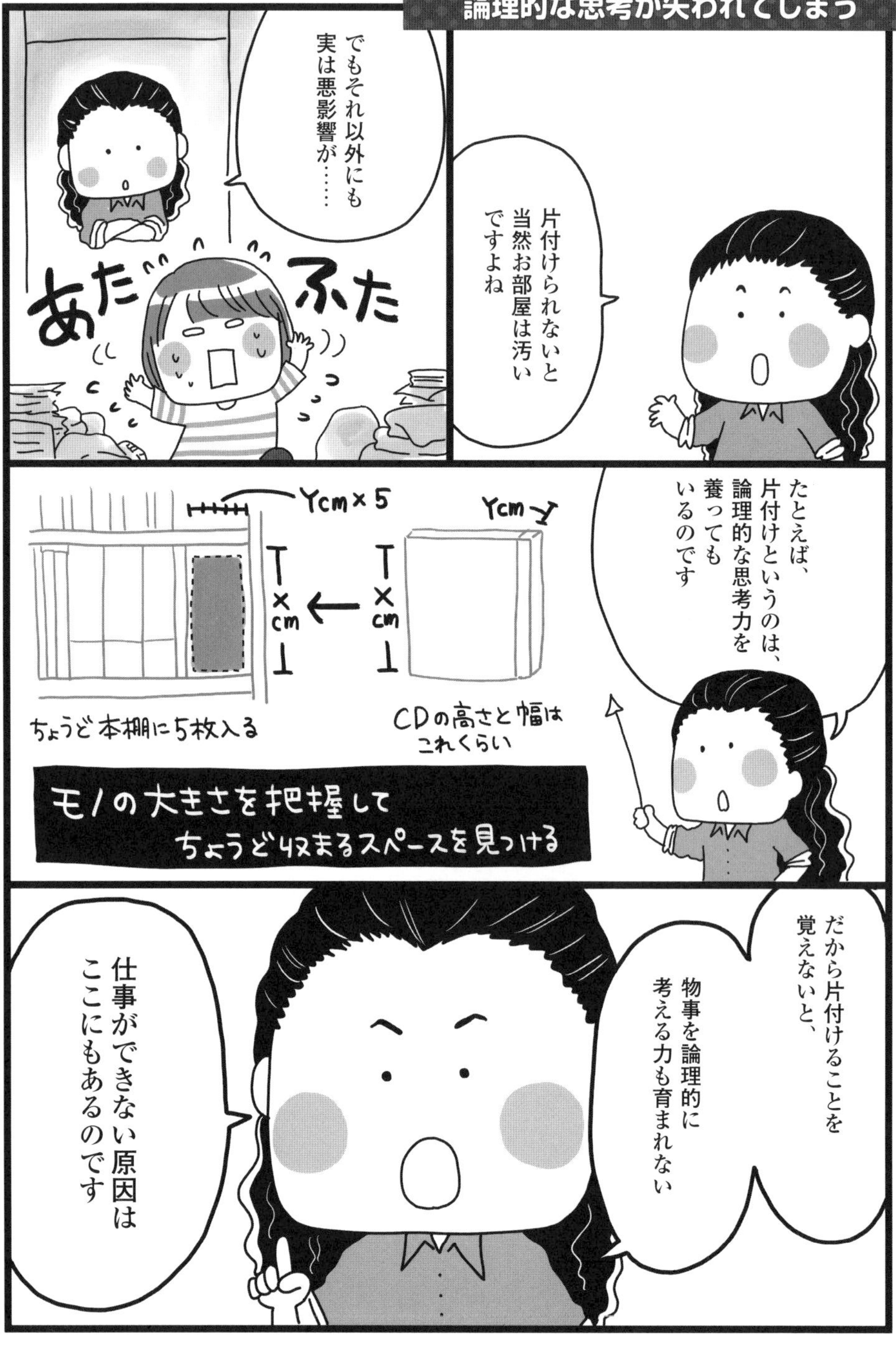

片付けられないと当然お部屋は汚いですよね
でもそれ以外にも実は悪影響が……
あたふた
たとえば、片付けというのは、論理的な思考力を養ってもいるのです
Ycm×5
Ycm
×cm
×cm
CDの高さと幅はこれくらい
ちょうど本棚に5枚入る
モノの大きさを把握して ちょうど収まるスペースを見つける
だから片付けることを覚えないと、物事を論理的に考える力も育まれない
仕事ができない原因はここにもあるのです

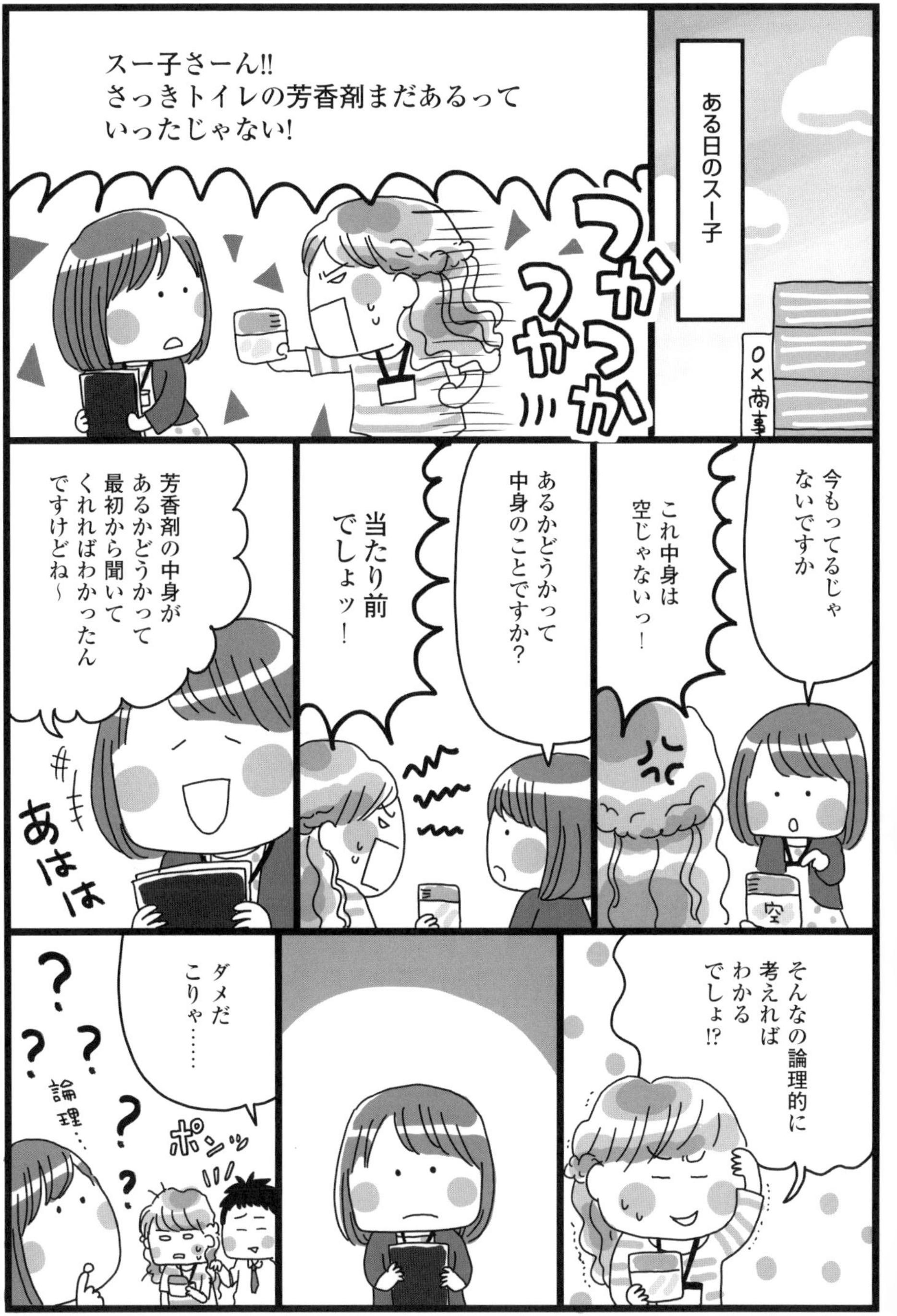
ある日のスー子
スー子さーん!!
さっきトイレの芳香剤まだあるって
いったじゃない!
つかつかつか
○×商事
今もってるじゃないですか
これ中身は空じゃないっ!
空
あるかどうかって中身のことですか?
当たり前でしょッ!
芳香剤の中身があるかどうかって最初から聞いてくれればわかったんですけどね~
あはは
そんなの論理的に考えればわかるでしょ!?
ダメだこりゃ……
ポンッ
論理…
?
?
?
?
?

部屋が汚いと時間が足りなくなる

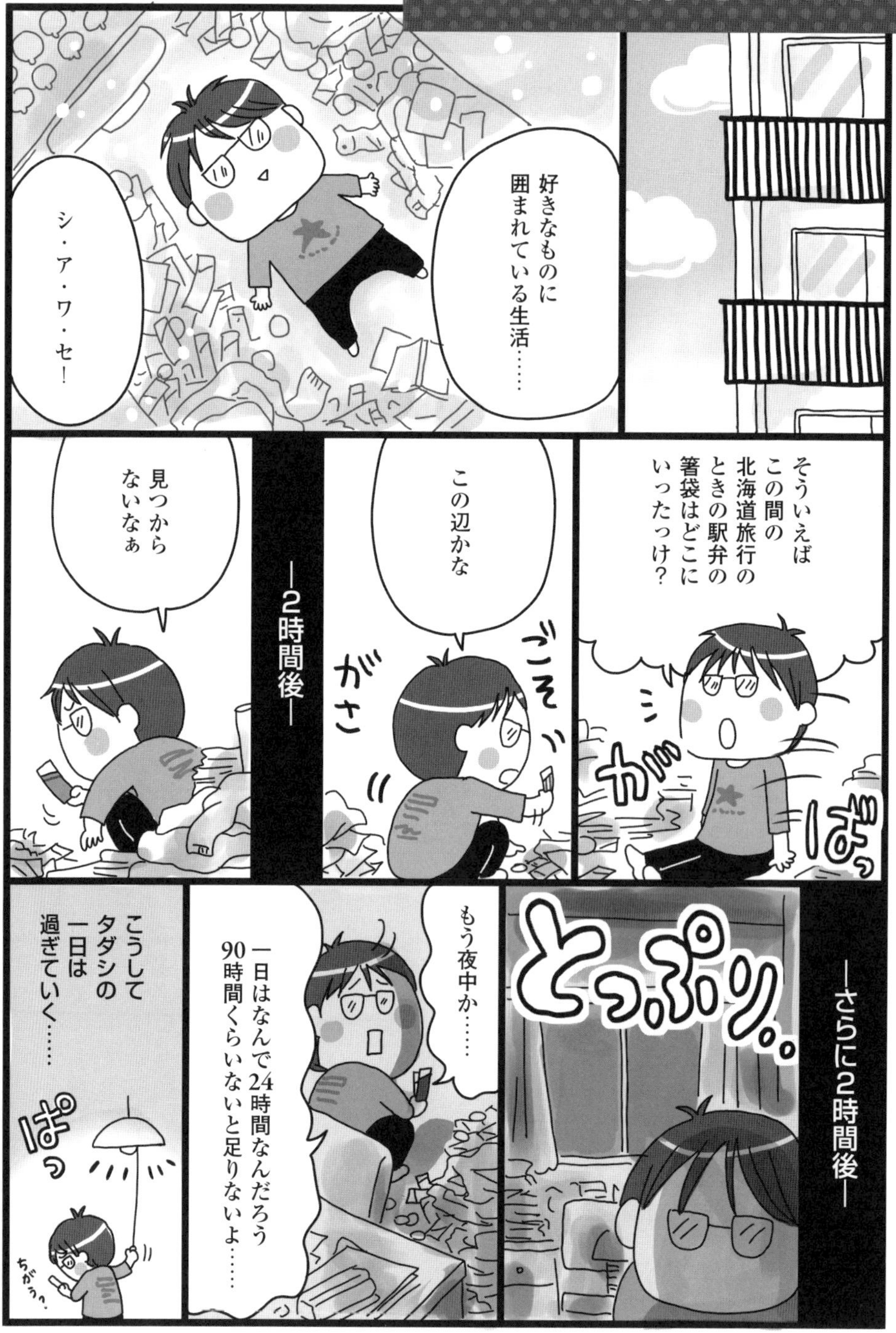
好きなものに囲まれている生活……
シ・ア・ワ・セ！
そういえばこの間の北海道旅行のときの駅弁の箸袋はどこにいったっけ？
ばっ
が
この辺かな
ごそ
がさ
―2時間後―
見つからないなぁ
―さらに2時間後―
とっぷり。
もう夜中か……
一日はなんで24時間なんだろう 90時間くらいないと足りないよ……
こうしてタダシの一日は過ぎていく……
ぱっ
ちがうっ。

慢性的にストレスを受ける

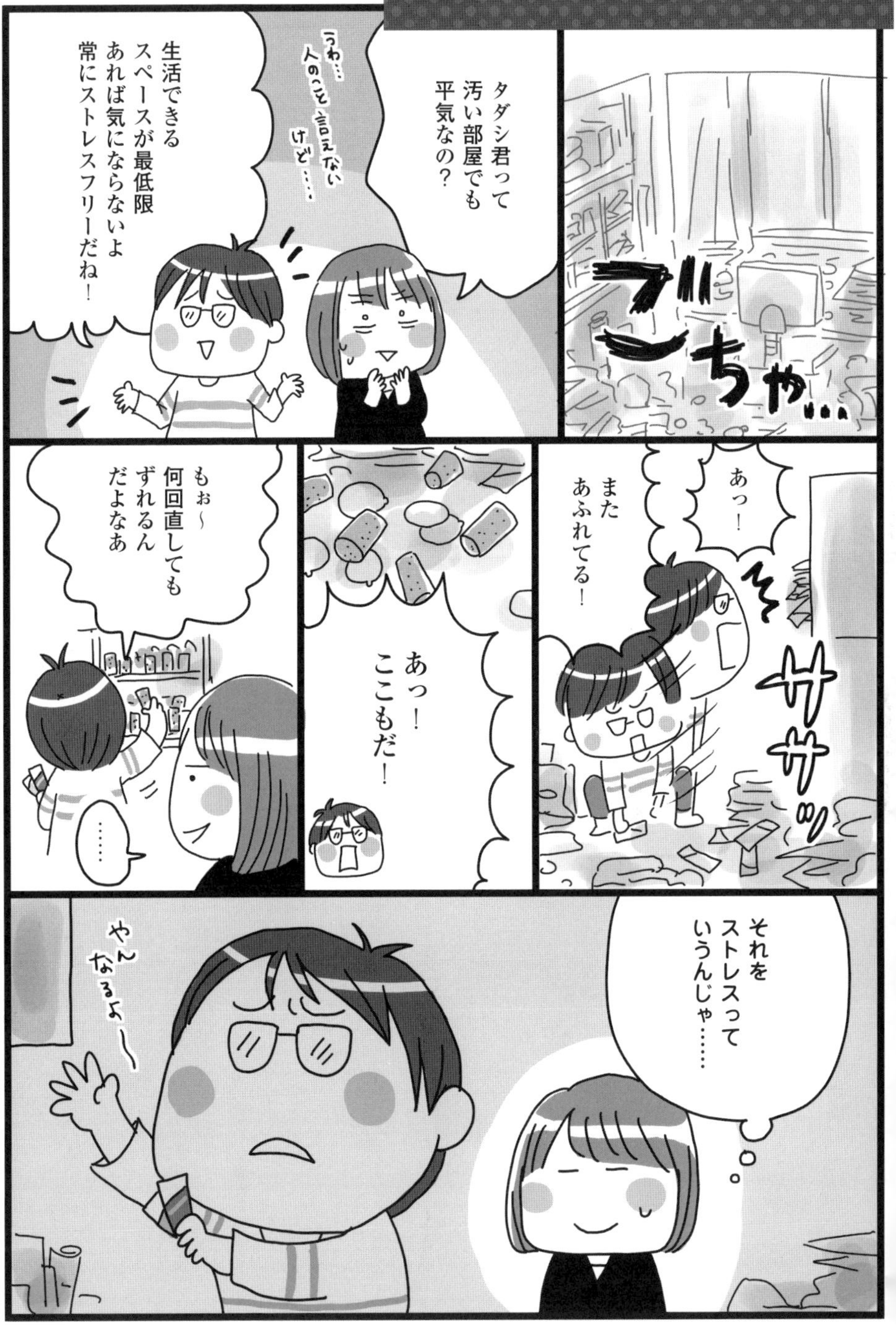

ごちゃ…
タダシ君って汚い部屋でも平気なの？
うわ…人のこと言えないけど……
生活できるスペースが最低限あれば気にならないよ常にストレスフリーだね！
あっ！
またあふれてる！
ササッ
あっ！ここもだ！
もぉ〜何回直してもずれるんだよなあ
……
それをストレスっていうんじゃ……
やんなるよ〜

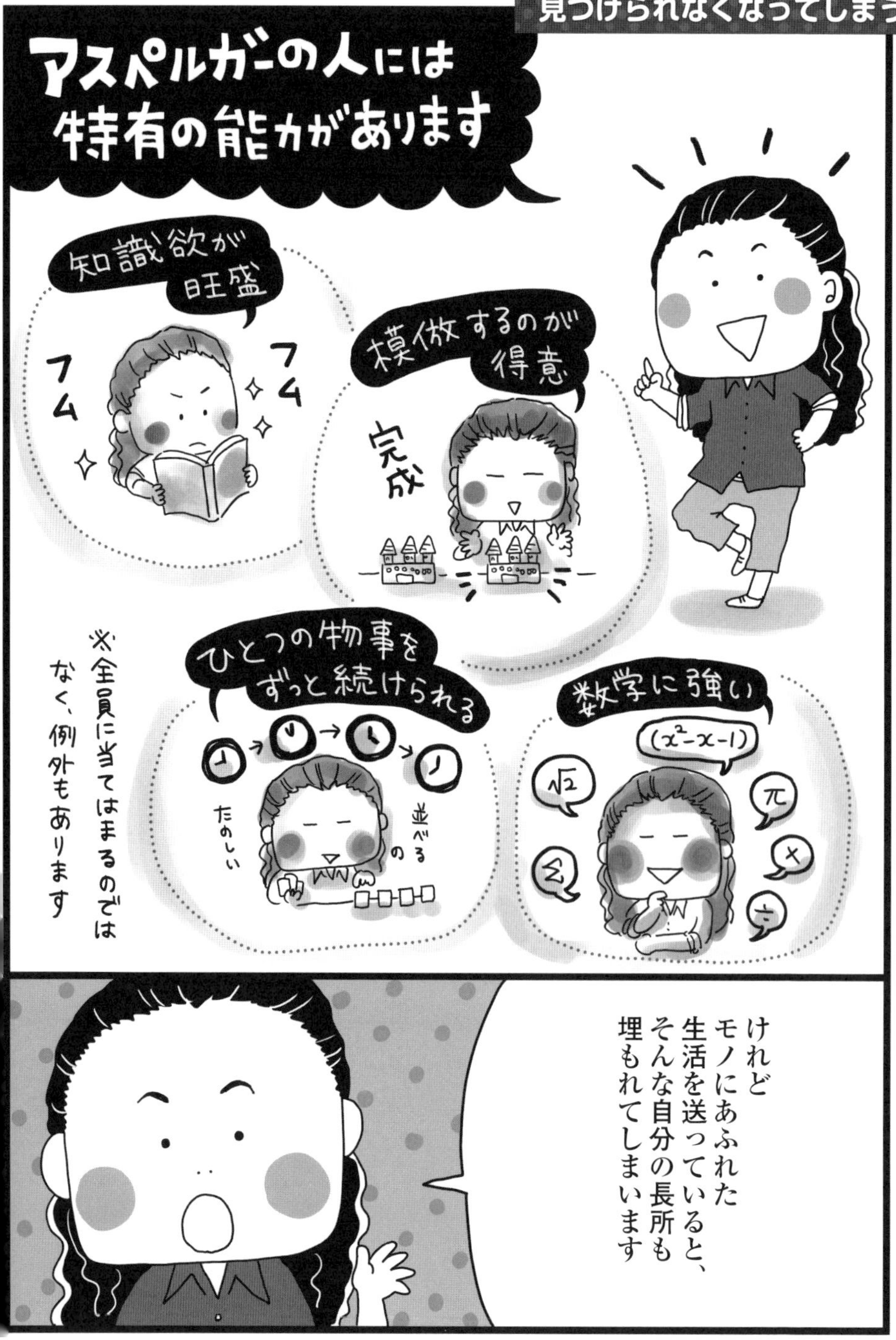
アスペルガーの人には
特有の能力があります
知識欲が旺盛
フム
フム
模倣するのが得意
完成
ひとつの物事をずっと続けられる
たのしい
並べるの
数学に強い
(x²−x−1)
√2
π
※全員に当てはまるのではなく、例外もあります
けれど
モノにあふれた
生活を送っていると、
そんな自分の長所も
埋もれてしまいます

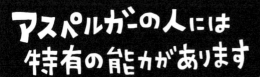

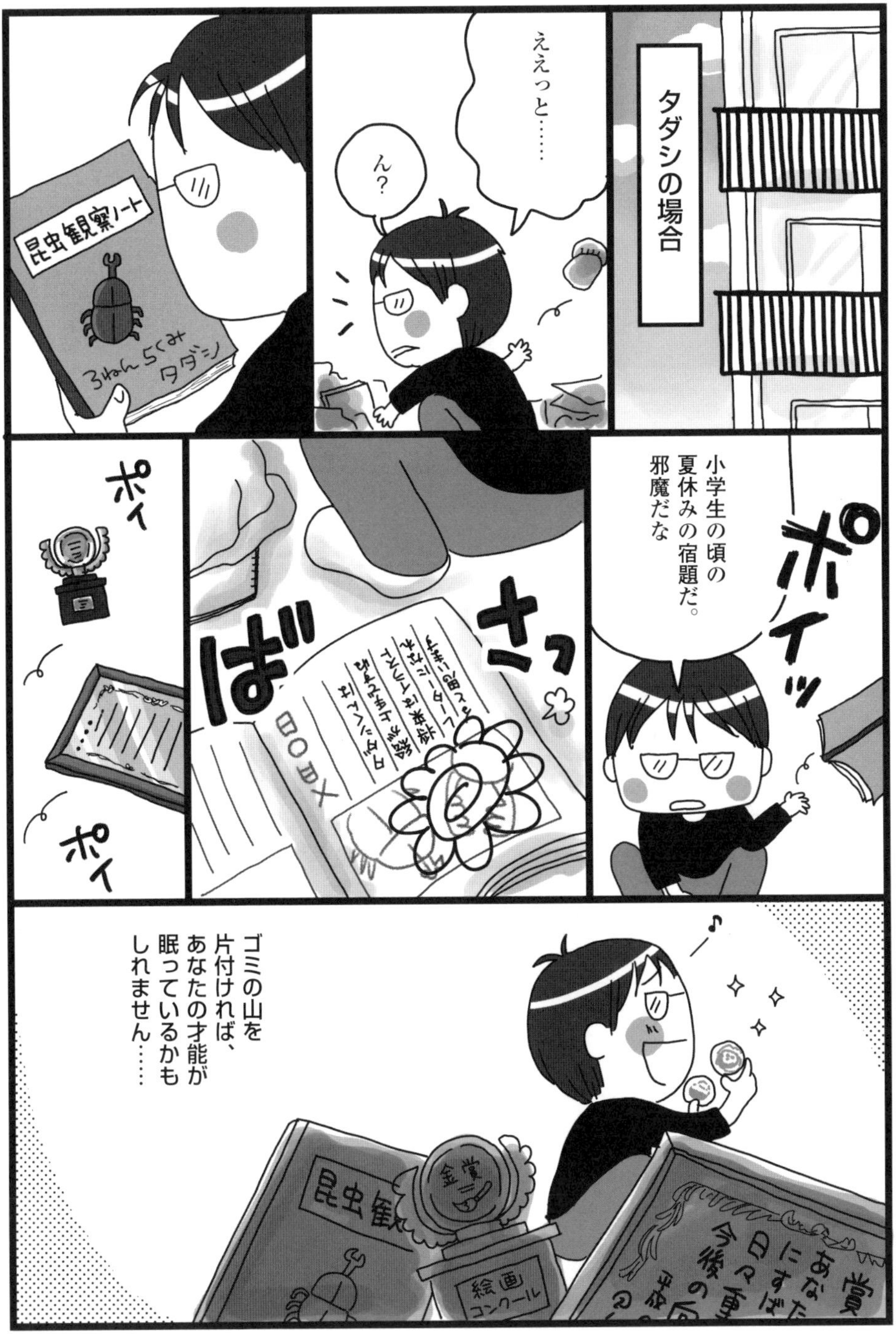
タダシの場合
ええっと……
ん？
昆虫観察ノート
3ねん5くみ
タダシ
小学生の頃の
夏休みの宿題だ。
邪魔だな
ポイッ
ばさっ
ポイ
ポイ
ゴミの山を
片付ければ、
あなたの才能が
眠っているかも
しれません……
金賞
絵画
コンクール

片付けられないと人間関係にも悪影響が

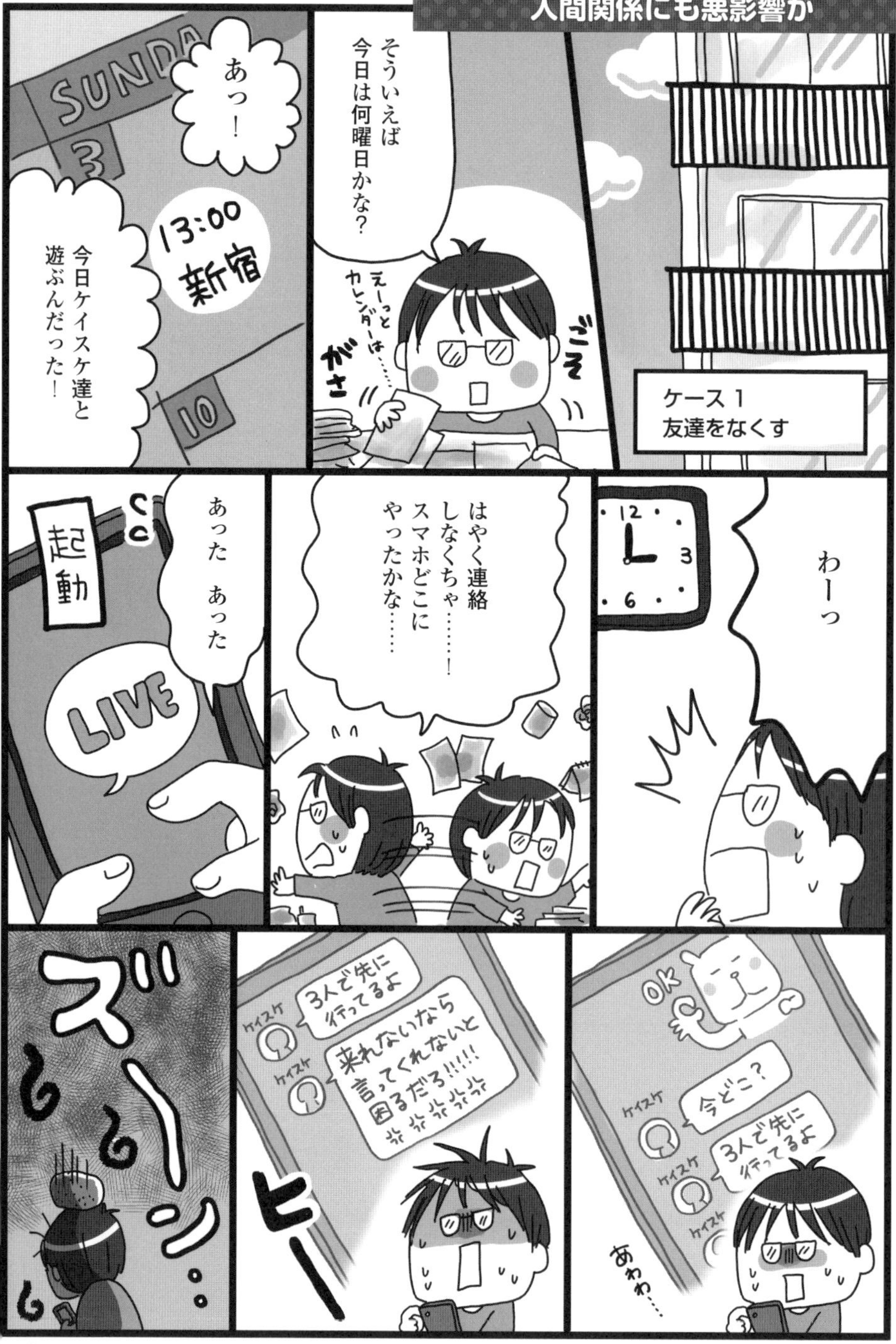
ケース１
友達をなくす
ごそ
そういえば今日は何曜日かな?
えーっとカレンダーは……
がさ
あっ!
SUNDA
13:00
新宿
今日ケイスケ達と遊ぶんだった!
わーっ
はやく連絡しなくちゃ……!
スマホどこにやったかな……
起動
あった あった
LIVE
OK
ケイスケ
今どこ?
ケイスケ
3人で先に行ってるよ
ケイスケ
あわわ……
ケイスケ
3人で先に行ってるよ
ケイスケ
来れないなら言ってくれないと困るだろ!!!!!
ヒー
ズーン……

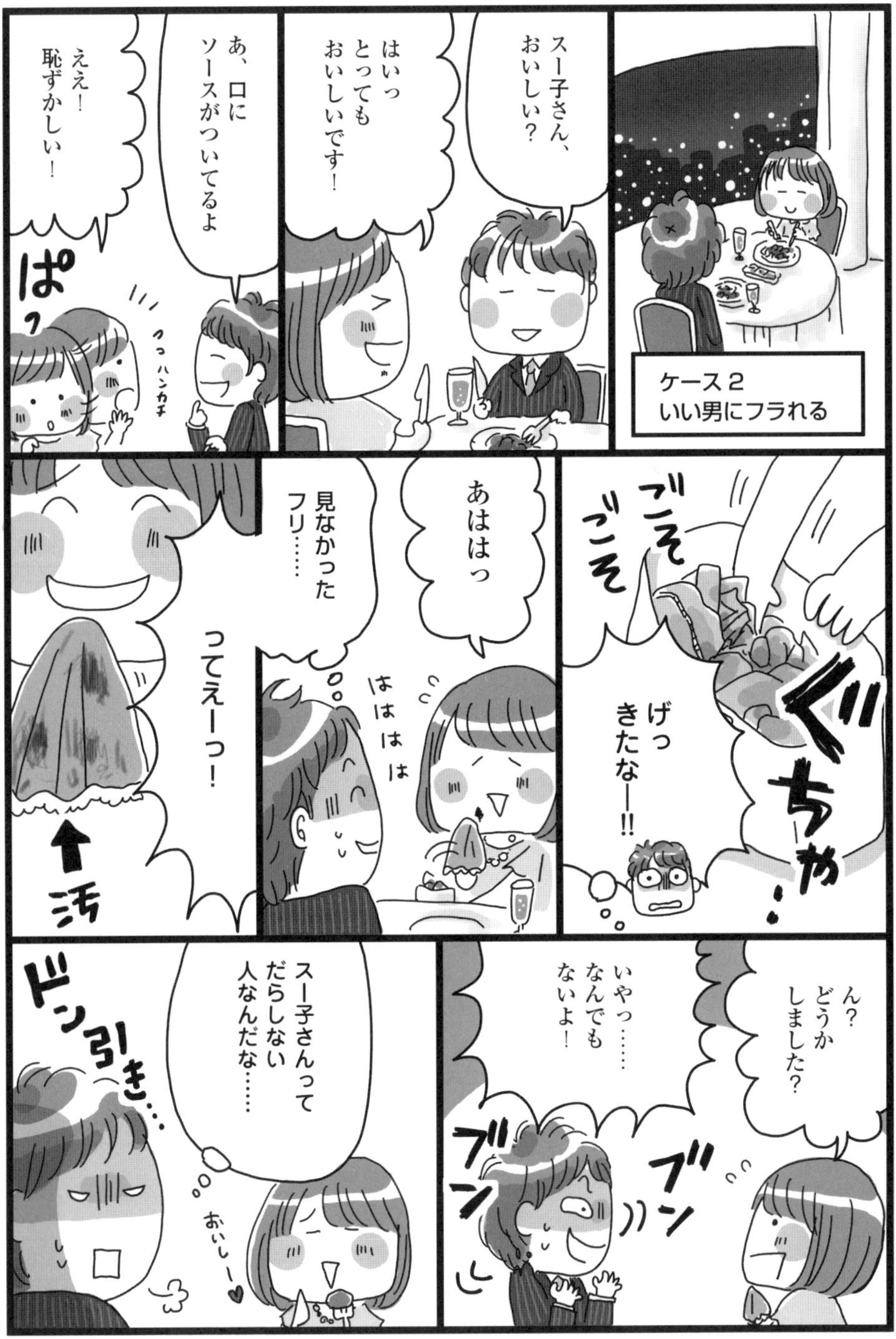
ケース２
いい男にフラれる
スー子さん、おいしい？
はいっ とってもおいしいです！
あ、口にソースがついてるよ
ええ！恥ずかしい！
ぱっ
ハンカチ
ごそごそ
げっ きたなーー!!
あははっ
ははははは
見なかったフリ……
ってえーっ！
汚
ん？どうかしました？
いやっ……なんでもないよ！
ブンブン
スー子さんってだらしない人なんだな……
ドン引き…
おいしー！

chapter 3

① 汚い部屋はストレスと睡眠不足の原因になる

◆モノであふれた部屋ではリラックスできない

第三者から見れば不快極まりない部屋であっても、当の本人にしてみれば「これが普通でしょ?」と、まるで不都合を感じていない人もいます。

また、アスペルガー症候群の人々はなまじ記憶力がよいだけに、第三者から見ればゴチャゴチャしていて何がどこにあるかわからない状態であっても、本人にとっては自分なりの秩序のもとにモノを置いているので、あまり不都合を感じないということもあります。

ですが、モノであふれ返り、埃《ほこり》だらけ・ゴミだらけの部屋で、本当に不都合はないのでしょうか? 人は汚い部屋で心を落ち着かせることはできません。人やモノが移動する道筋を動線と呼びますが、モノがあちこちに置いてあって足の踏み場もなければ、動線を確立で

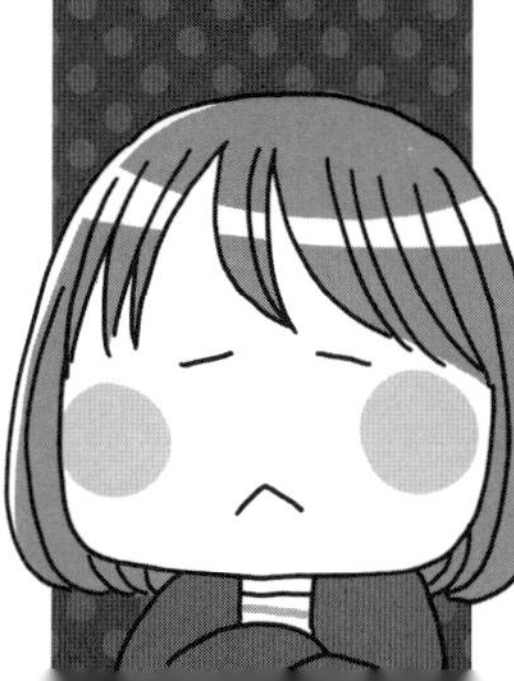

きず、動くたびに余計なイライラを募らせることになります。

また、雑然とした状態では深い眠りにつけず、疲労感は溜《た》まるばかり。睡眠時間を確保できなければ、自立神経系が乱れて情緒不安定になります。行き過ぎれば、睡眠障害に陥ることもあるのです。

結果として、本人ですら気がつかないうちに、慢性的に原因不明のストレスを抱えることになります。そのような状態で、論理的に物事を考えて仕事をこなし、対人関係を築くことができるでしょうか？

このように、片付けられないというのは、単に部屋が汚い以上の問題をはらんでいるのです。片付けられる生活にシフトすると、人生そのものが向上する理由もここにあります。

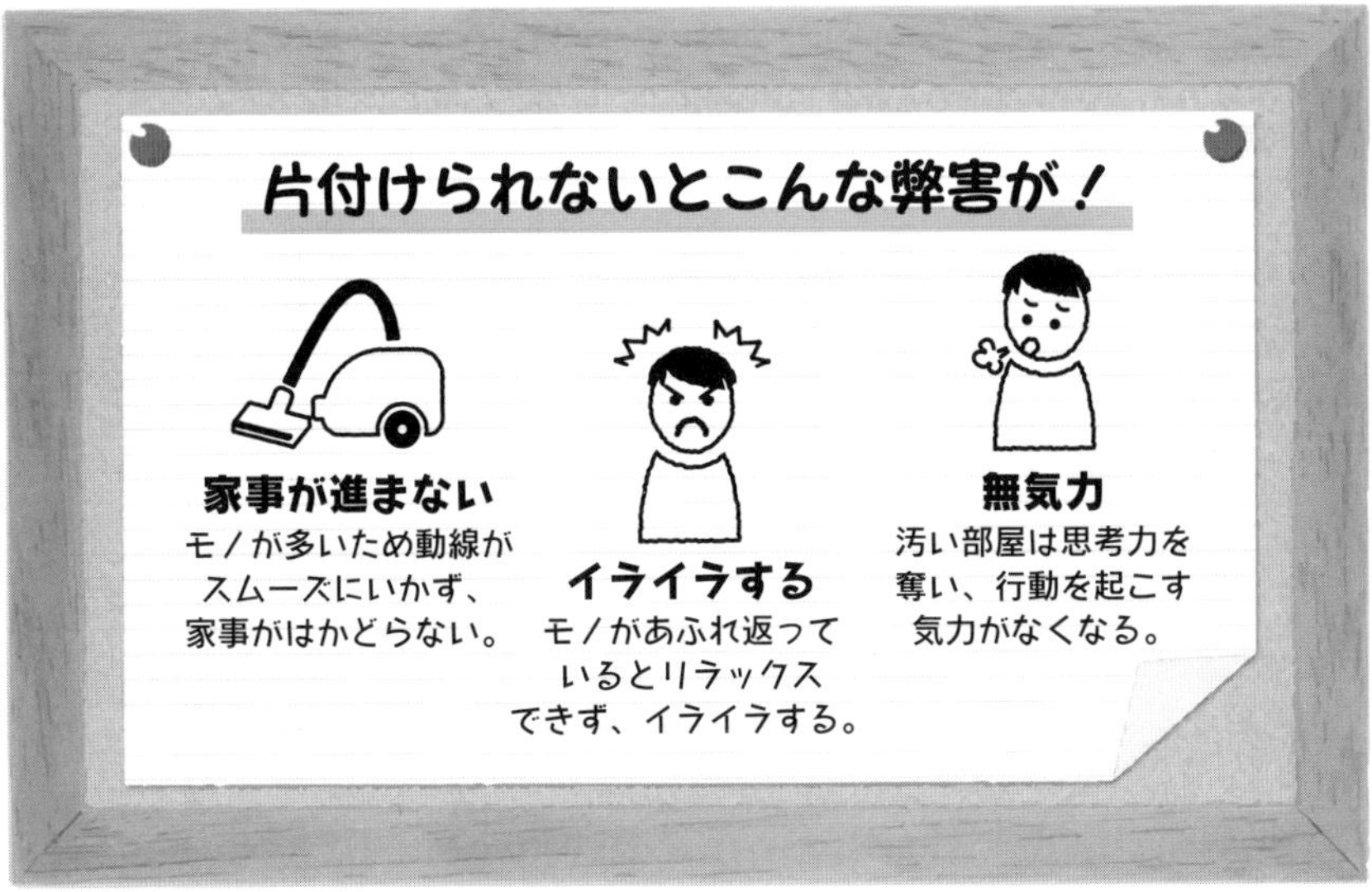
片付けられないとこんな弊害が！
家事が進まない
モノが多いため動線がスムーズにいかず、家事がはかどらない。
イライラする
モノがあふれ返っているとリラックスできず、イライラする。
無気力
汚い部屋は思考力を奪い、行動を起こす気力がなくなる。

chapter 3

2 片付けられないと人間関係にもヒビが入る!?

◆リラックスできる家は人間関係と人生を向上させる

たとえば、散らかっている家で家族四人が暮らしているとします。前述したように、居住空間が汚いと人は慢性的にストレスが溜まりますから、家族四人ともが毎日イライラ。見たいテレビ番組を巡るチャンネル争いや冷蔵庫に残っていたアイスを誰かが食べた、なんてささいなことでいい争いになります。このような家庭が、果たして心落ち着けるマイホームと呼べるでしょうか？　家族関係にヒビが入るのは時間の問題です。

逆にいえば、きれいに片付けられてリラックスできる家では、家族みんなでくつろぎ、自然とだんらんの時間が生まれます。結果、子どもたちは勉強に身が入り、父親は家で充《じゅう》塡《てん》した体力をいかんなく会社で発揮し、家族の人生は向上していきます。

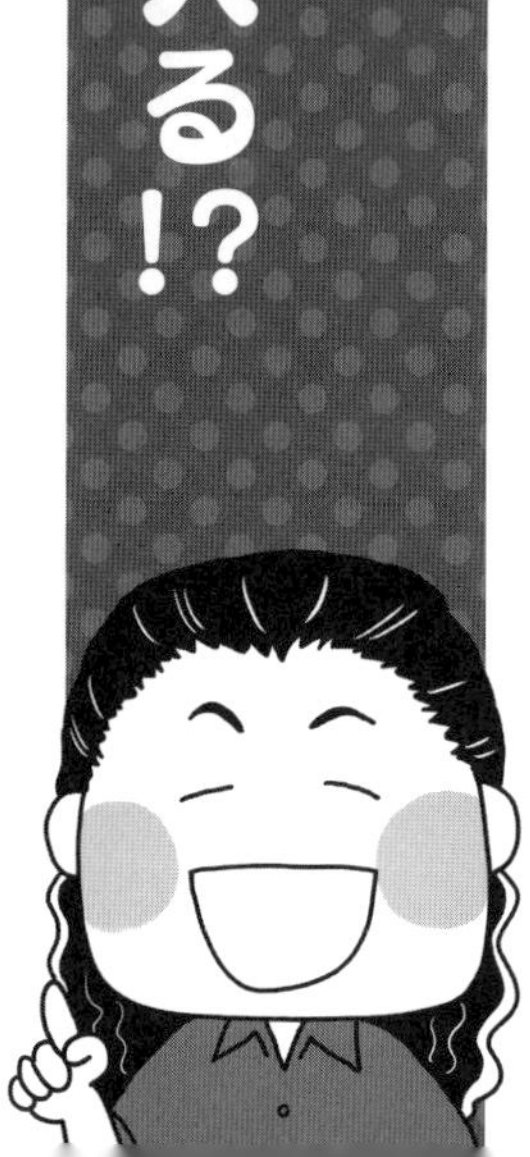

たかが片付けと侮ってはいけません。このようなパターンは家族関係だけでなく、恋人や友人など、あらゆる人間関係にいえることです。

だらしない女性を好むお金持ちの男性は滅多にいませんから、せっかく高収入の男性との交際のチャンスを得ても、部屋を見られればアウトになる恐れも……。

また、睡眠障害になり情緒不安定になれば、友人付き合いも変わってくるでしょう。ドタキャンや不快な言動を繰り返されれば、友達も怒り心頭もの。このように、行き過ぎた片付けられないという状況は、内外の人間関係に悪影響を及ぼします。

裏を返せば、片付けられる人になると人間関係も向上するということです。

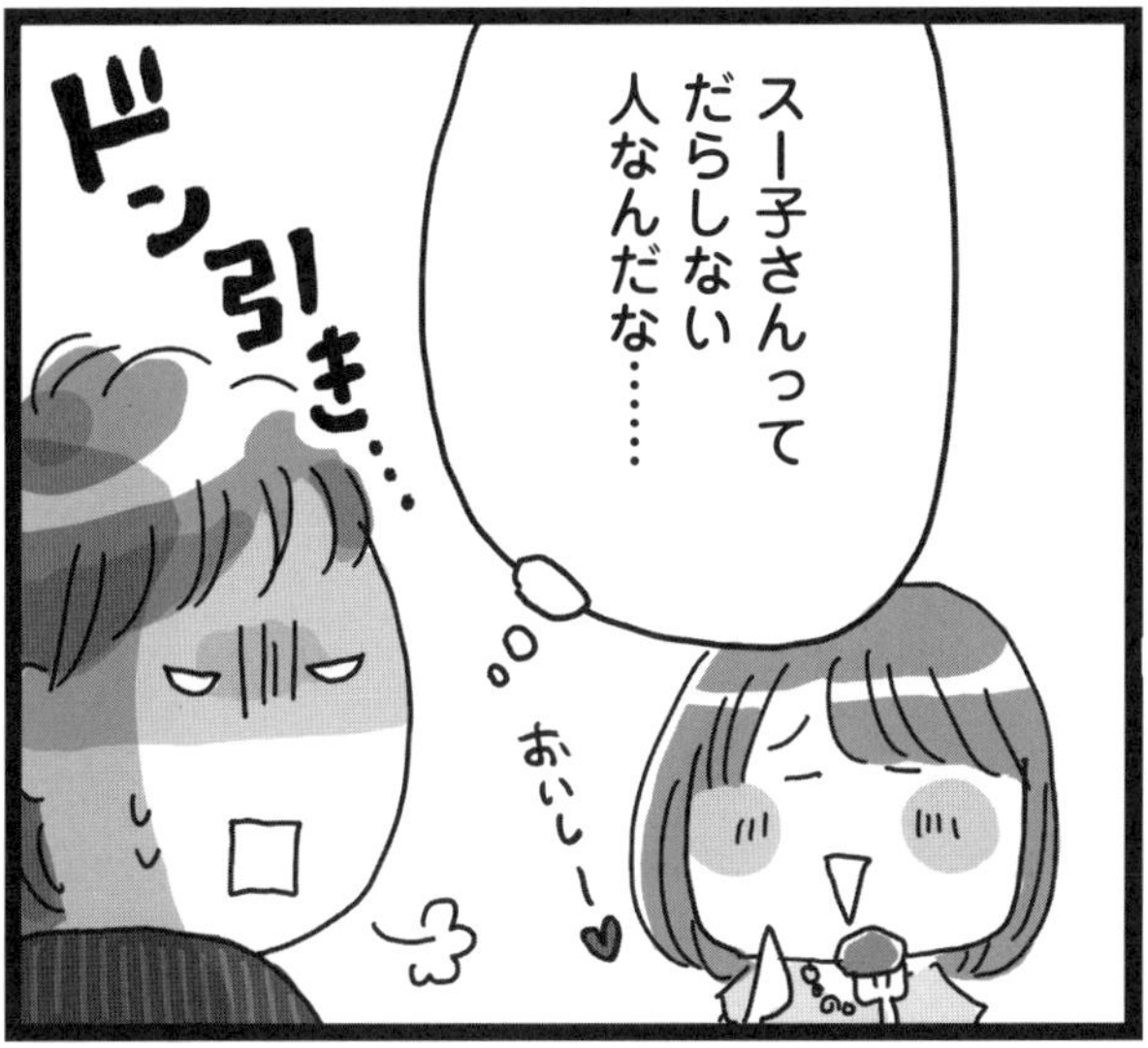
スー子さんって
だらしない
人なんだな……
ドン引き…
おいしー

chapter 3

3 ガラクタの山にあなたの才能が埋もれている

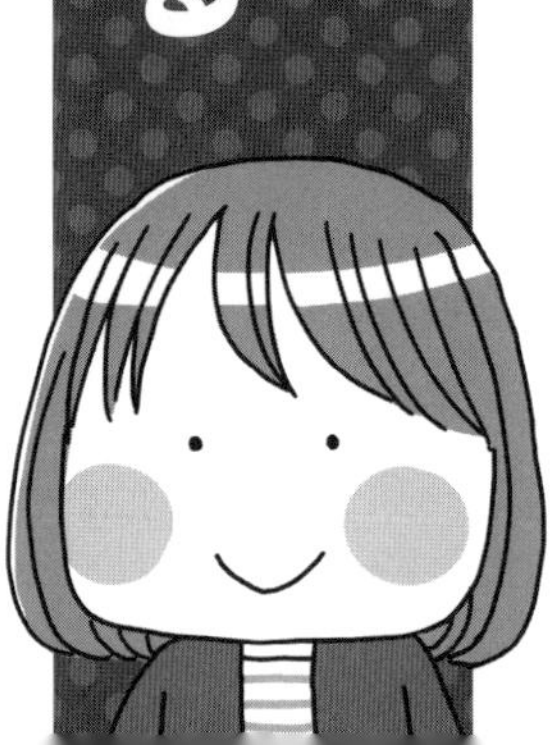

◆膨大なモノの山から発見した自分の夢

「いつか片付けよう」と目を背けてきた現実に向き合うのは勇気がいること。それでも、自分の過去をほじくり返すことに意義はあるのです。

段取りが悪く家事がはかどらない、仕事のペースが遅くて残業続きで片付ける時間がないなど、片付けられない理由は人それぞれですが、そんな片付けられない日常にかまけて忘れていた過去のなかには、かつて自分が夢中になって追いかけたり、一度は志した職業が眠っているものです。部屋を片付けたら、昔取得しようとしていた資格のテキストが出てきた、趣味で書いていた漫画が出てきたなど、自分でもとっくに忘れていた過去の夢が出てくることは、溜め込み障害の克服過程ではよくあることです。

そして、片付ける方法を身につけ、思考が整理されると「もう一度、この目標に取り組んでみよう」というやる気が生じてきます。きれいな空間だと考えごとも勉強もはかどりますから、結果としてかつて希望した職業で食べていけるようになった……という人も数多くいます。「片付けが人生を変えた」という、もっともわかりやすい例でしょう。裏を返せば、片付けられないままにするのは、自分の才能に蓋をしているのと同じだということです。「部屋は汚いし、恋愛もうまくいかないし、仕事もミスばかりで何もかもうまくいかない……」そんな人こそ、転職や新しい出会いを求める前に、部屋を片付けるべきなのです。自分の居住空間のリニューアルで、人生そのものが新たな段階へ進むことになります。

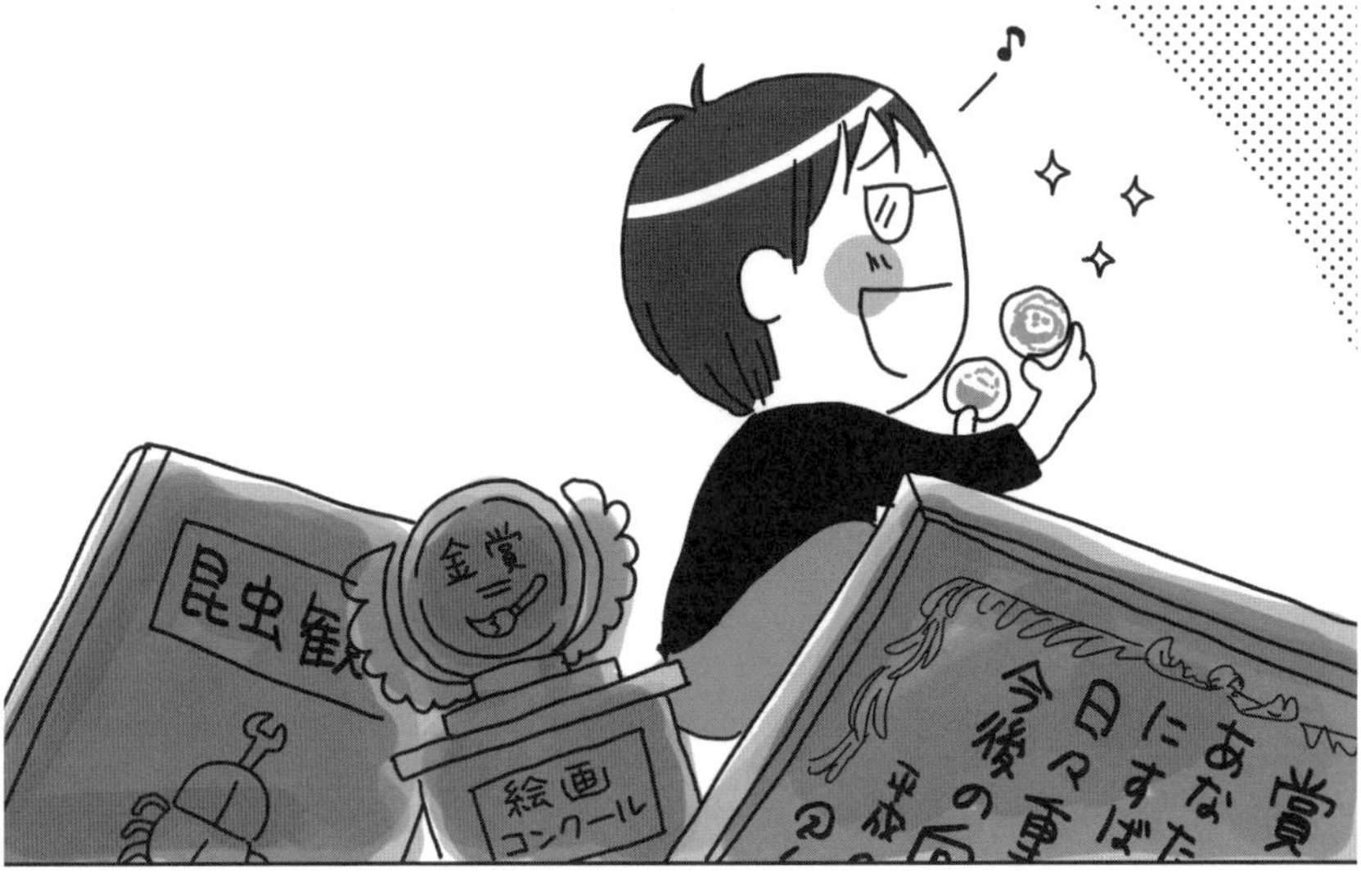

chapter 3

4 部屋が汚いと劣等感や収集癖が加速する

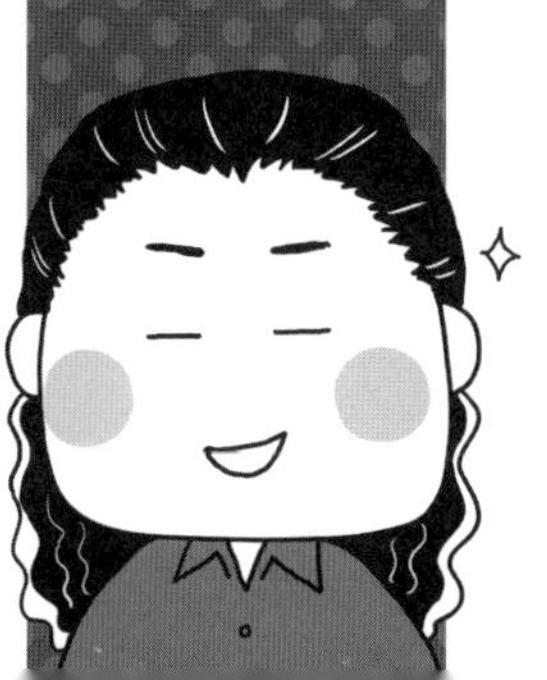

◆何に対して反応するかは常に違う

アスペルガー症候群の人は、一つの物事に固執する傾向があり、収集癖をもつケースも多々あります。この特性が、「捨てられない」「片付けられない」状況に直結するわけです。

また、アスペルガー症候群の人は、定型発達の人々に比べ当たり前のことができない場面が多いので、「なぜ自分は普通の人のように振る舞えないのだろう」と強い劣等感を常日頃から抱えています。

部屋が汚いと、これらの収集癖と劣等感は加速するばかりです。

視界のなかでモノが積み上がっているということは、自分の過去や趣味嗜好をそのまま目の前に突き出されているのと同じこと。コレクションアイテムが散乱していれば、「こんなに集めたんだ」と満足するのではなく、「もっと集めなくちゃ」とマイナスのほうへ意識が傾いてしまいます。さらに、学生時代の成績の悪さや人から馬鹿にされたことが傷となって、本や雑誌、セミナー資料などを捨てられずにいる人は、自分のコンプレックスを日々、目の前に突き出されているのですから、さらに劣等感が募っていくというわけです。コレクションも自分の趣味の範疇《はんちゅう》で楽しめていればよいのですが、度が過ぎて家族の居住スペースを圧迫したり、寝る・食べるといった生活スペースすら確保できていないのなら考えもの。

劣等感を抱えて生きていくのがどれほど苦しく、実生活に悪影響を与えるかはいうまでもありません。

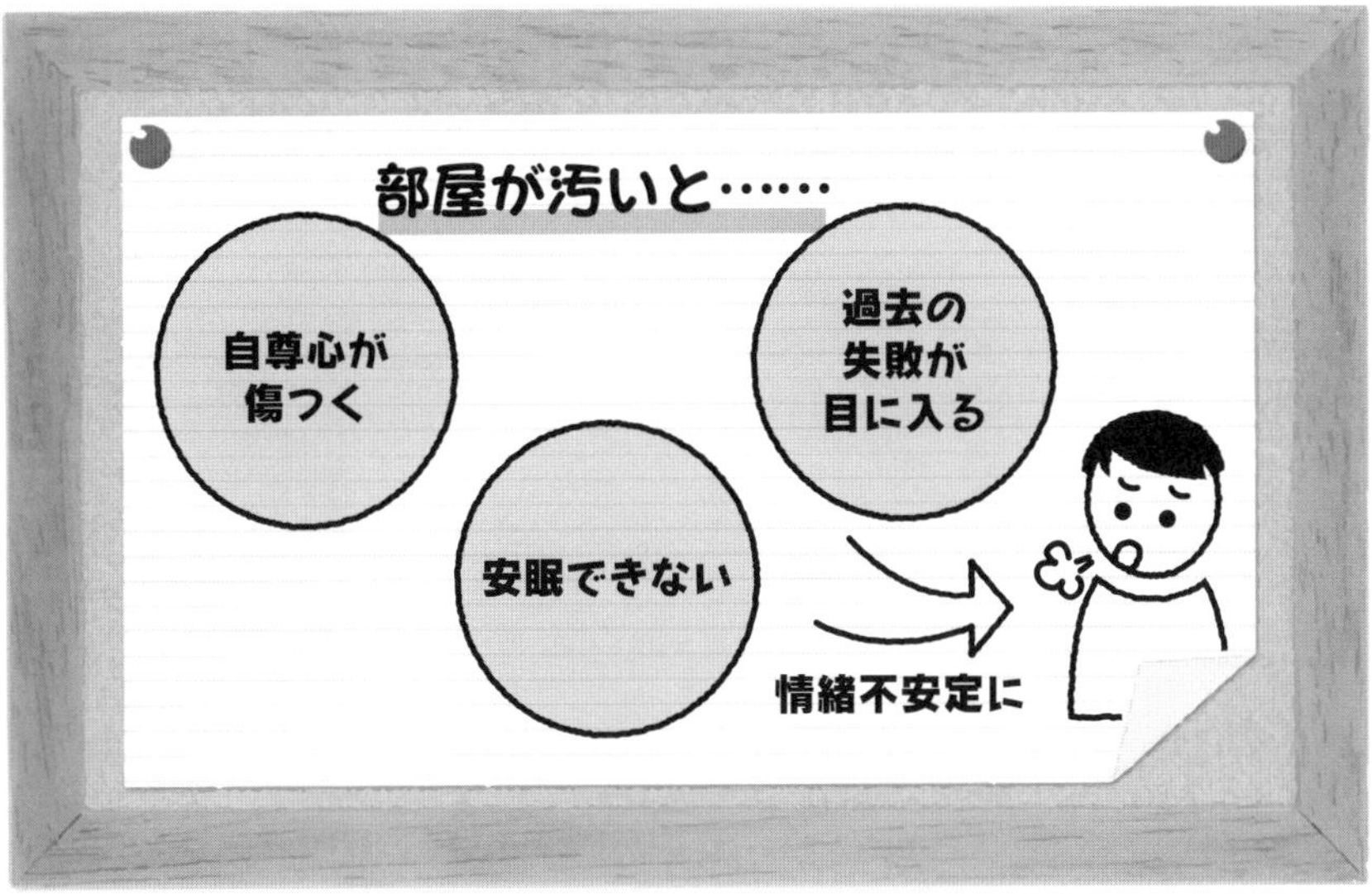

chapter 3

5 片付けられない多くの人は強迫性障害をもっている

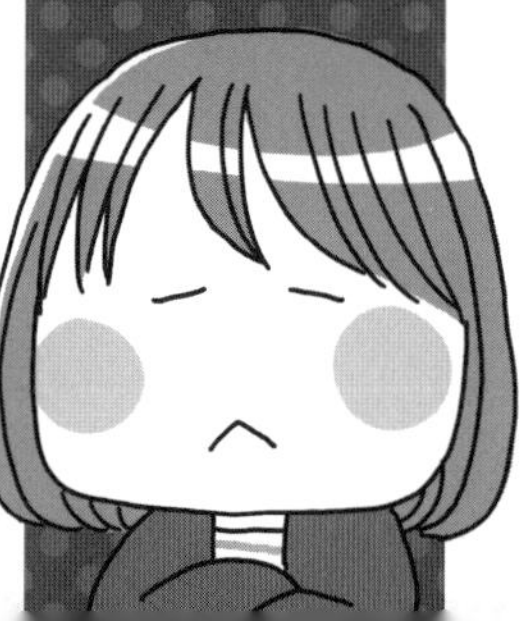

◆行動療法に踏み込めば、強迫性障害は改善する

アスペルガー症候群や片付けられない人の多くは、度合いは違えど強迫性障害をもっており、部屋を散らかす要因にもなっています。たとえば、強迫性障害にありがちな確認作業。大事な書類を失くしていないか何度も確認します。最初のうちは確認したら元の状態に戻すのですが、やがて面倒になり片付けなくなる。こうなると必然的に散らかります。片付いた部屋を作るには、この強迫性障害を軽減させる必要があります。そこで、あえて確認行為を我慢したり、別の行為に置き換えたりする行動療法が有効となります。1日30回確認作業をしているのならば1週間単位で2回ずつ減らしていく、確認作業をしたい衝動に駆られたならば、外に出て散歩や深呼吸をする癖付けをするといった具合です。

chapter

4

誰でも片付け上手になれるテクニック

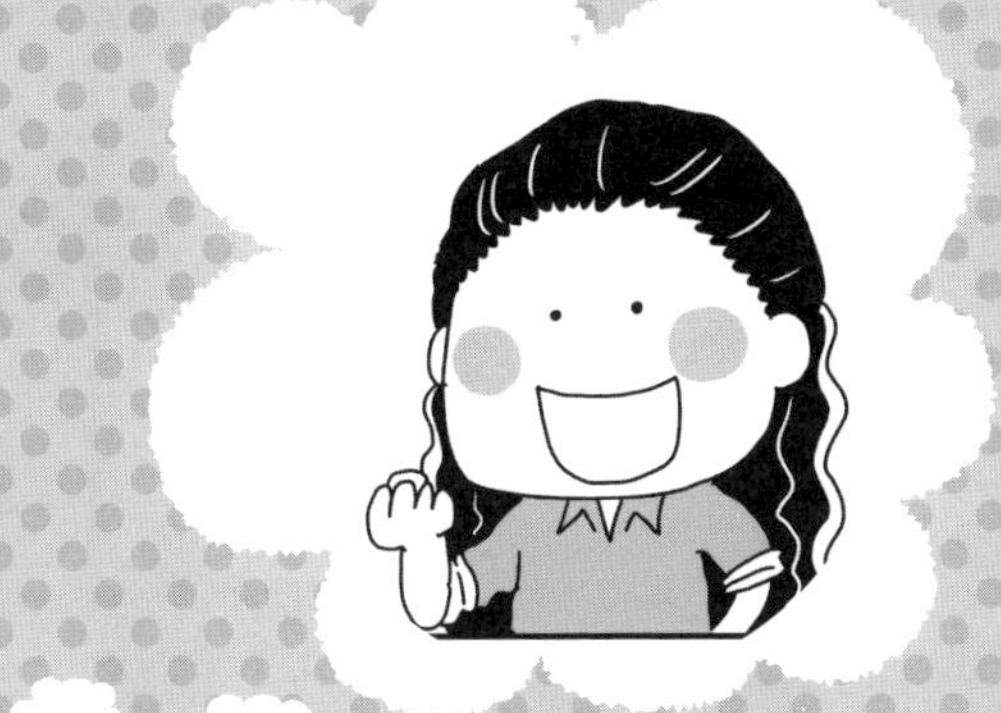

片付け・整理整頓・掃除は別だと知る

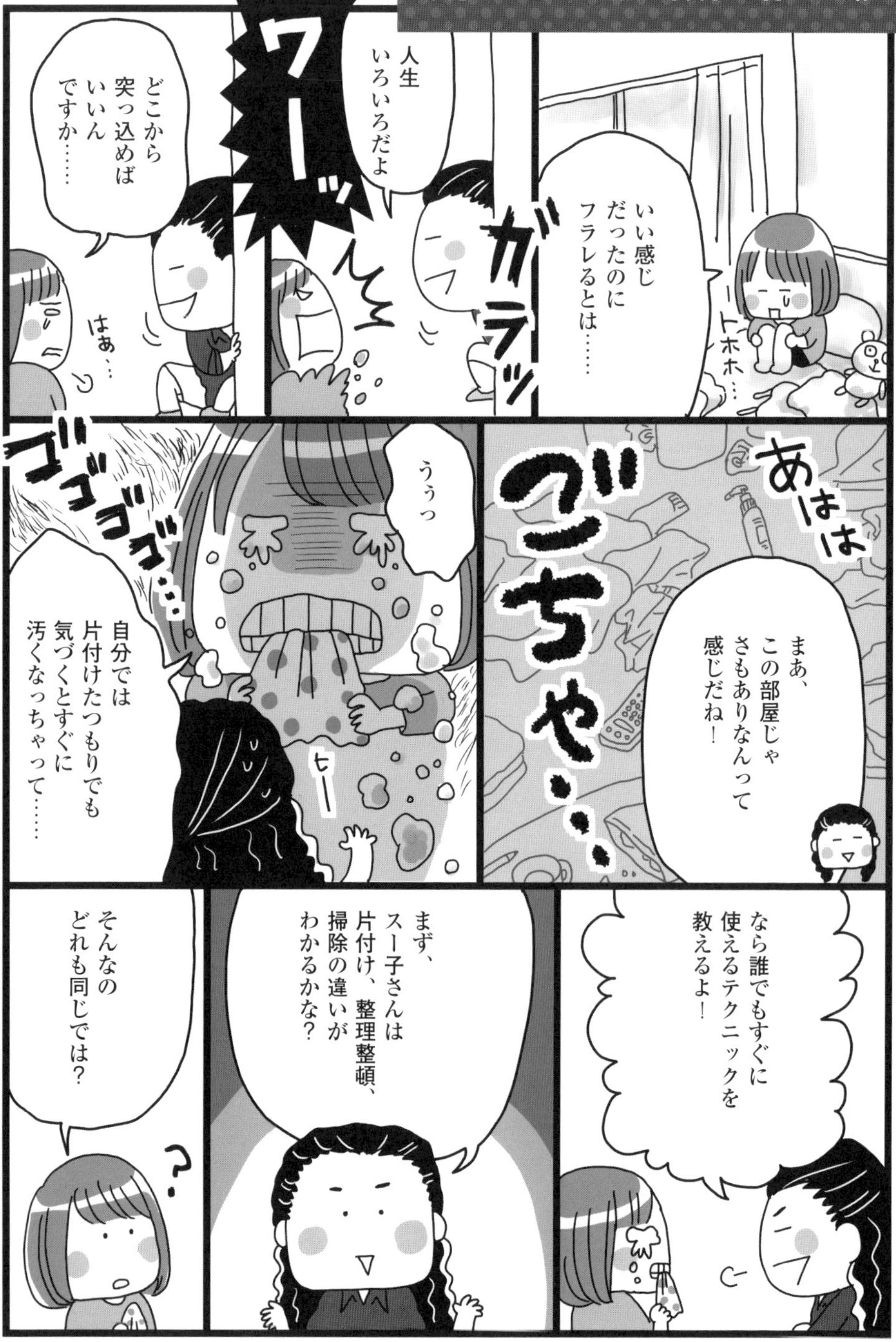
いい感じだったのにフラレるとは……
トホホ……
ガラッ
人生いろいろだよ
ワー
どこから突っ込めばいいんですか……
はぁ…
あはは
ごちゃ・・
まあ、この部屋じゃさもありなんって感じだね！
ゴゴゴゴ…
ううっ
ヒー
自分では片付けたつもりでも気づくとすぐに汚くなっちゃって……
なら誰でもすぐに使えるテクニックを教えるよ！
まず、スー子さんは片付け、整理整頓、掃除の違いがわかるかな？
そんなのどれも同じでは？

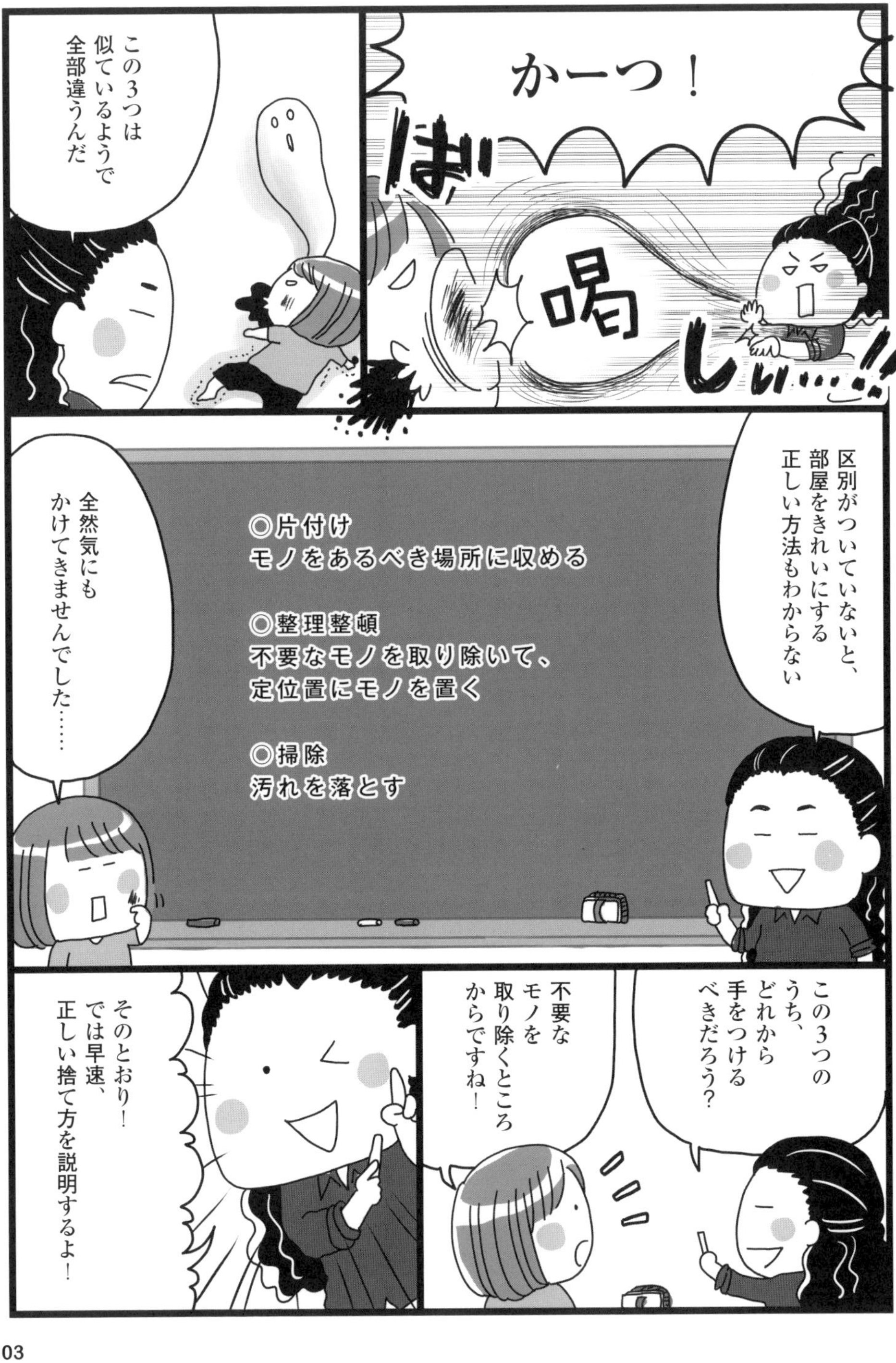
かーつ！
喝
この3つは似ているようで全部違うんだ
区別がついていないと、部屋をきれいにする正しい方法もわからない
◎片付け
モノをあるべき場所に収める
◎整理整頓
不要なモノを取り除いて、定位置にモノを置く
◎掃除
汚れを落とす
全然気にもかけてきませんでした……
この3つのうち、どれから手をつけるべきだろう？
不要なモノを取り除くところからですね！
そのとおり！では早速、正しい捨て方を説明するよ！

家賃損失を考えれば いらないモノも捨てられる

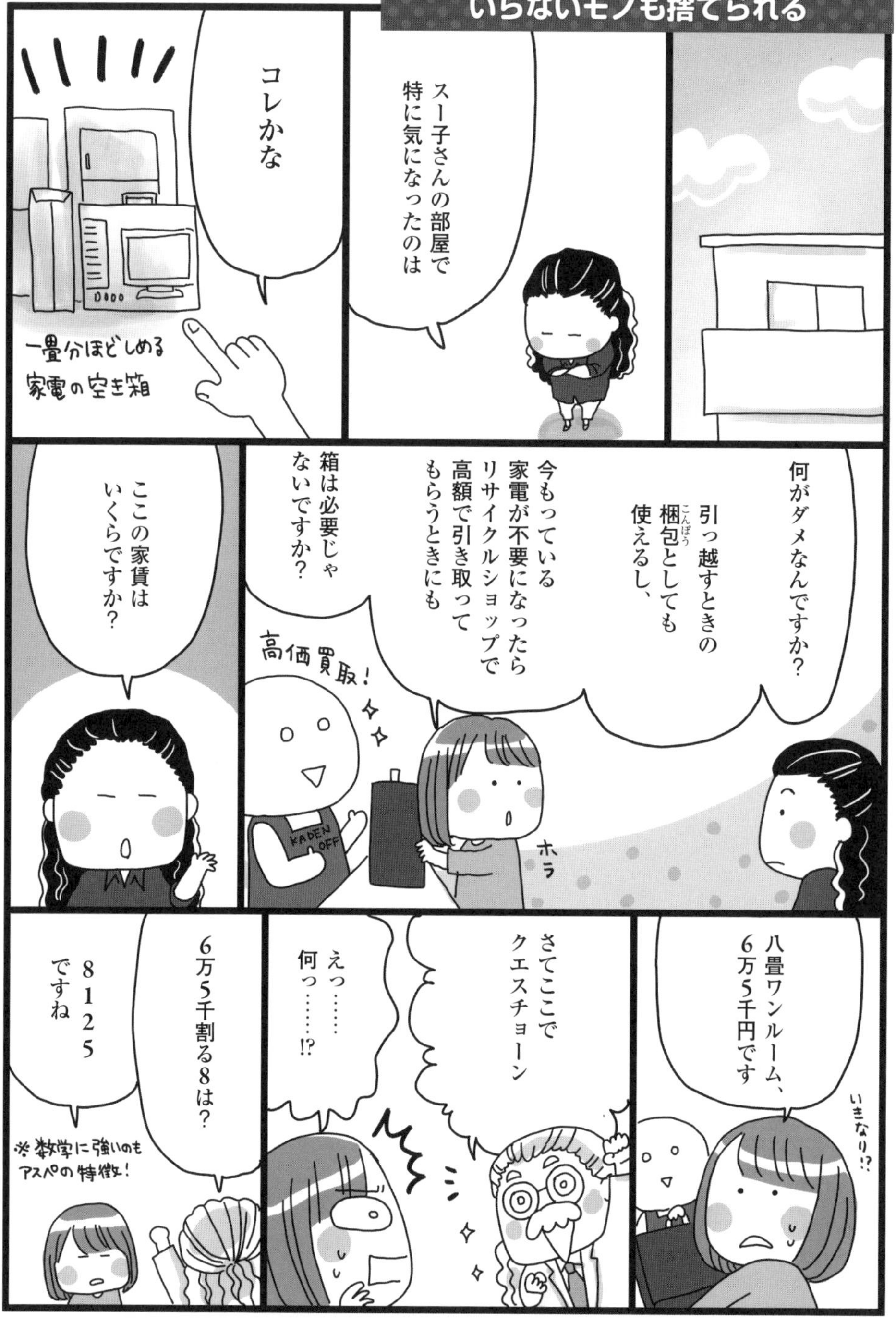
スー子さんの部屋で
特に気になったのは
コレかな
一畳分ほどしめる
家電の空き箱
何がダメなんですか?
引っ越すときの
梱包《こんぽう》としても
使えるし、
今もっている
家電が不要になったら
リサイクルショップで
高額で引き取って
もらうときにも
箱は必要じゃ
ないですか?
高価買取!
KADEN OFF
ホラ
ここの家賃は
いくらですか?
八畳ワンルーム、
6万5千円です
いきなり!?
さてここで
クエスチョーン
えっ……
何っ……!?
6万5千割る8は?
8125
ですね
※数学に強いのも
アスペの特徴!

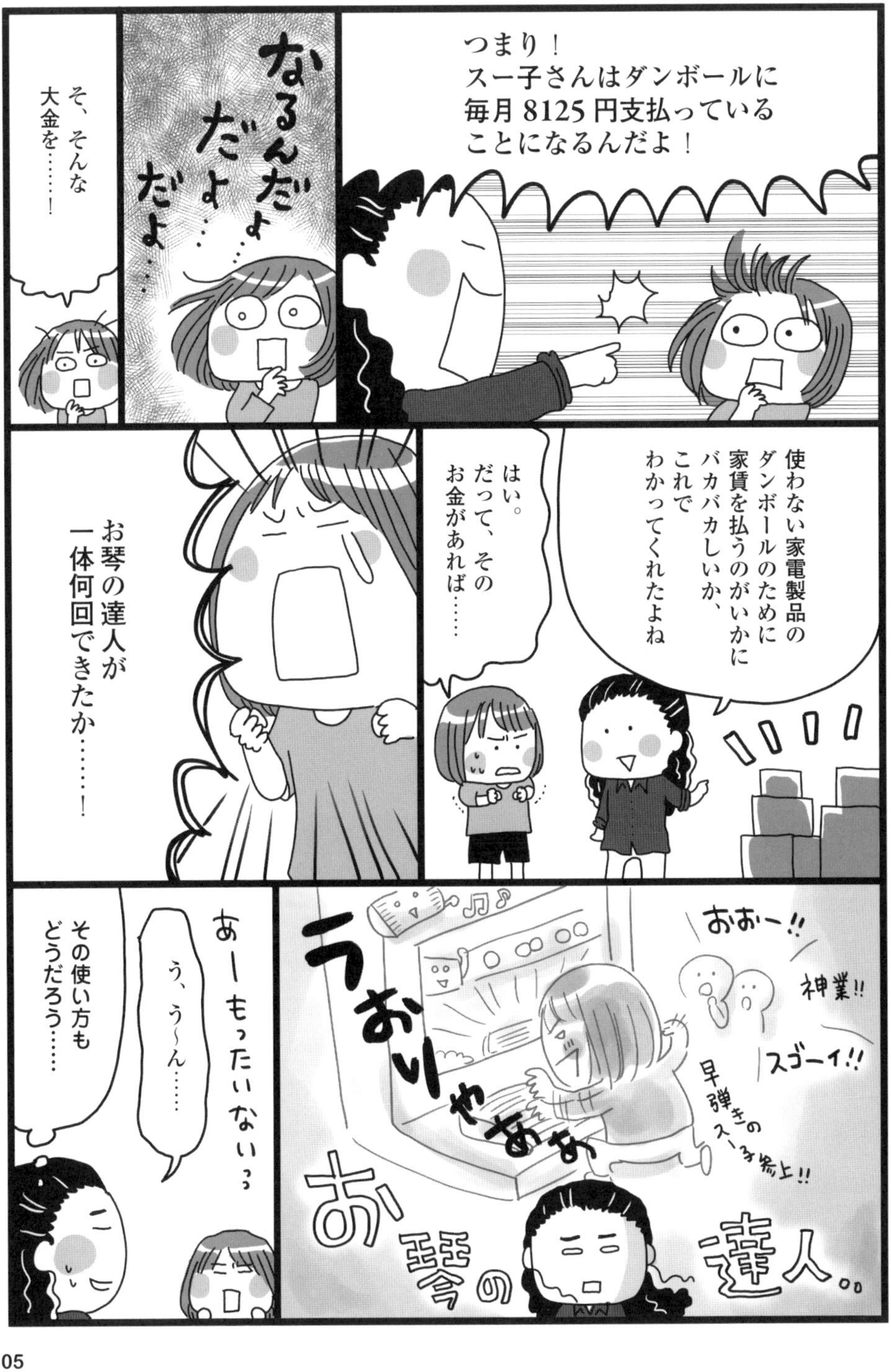
つまり！
スー子さんはダンボールに
毎月8125円支払っている
ことになるんだよ！
なるんだよ…
だよ…
だよ…
そ、そんな
大金を……！
使わない家電製品の
ダンボールのために
家賃を払うのがいかに
バカバカしいか、
これで
わかってくれたよね
はい。
だって、その
お金があれば……
お琴の達人が
一体何回できたか………！
うおりゃあぁ
おおー!!
神業!!
スゴーイ!!
早弾きのスー子参上!!
お琴の達人。。
あーもったいない。。
う、う〜ん……
その使い方も
どうだろう……

捨てない言い訳を作らない

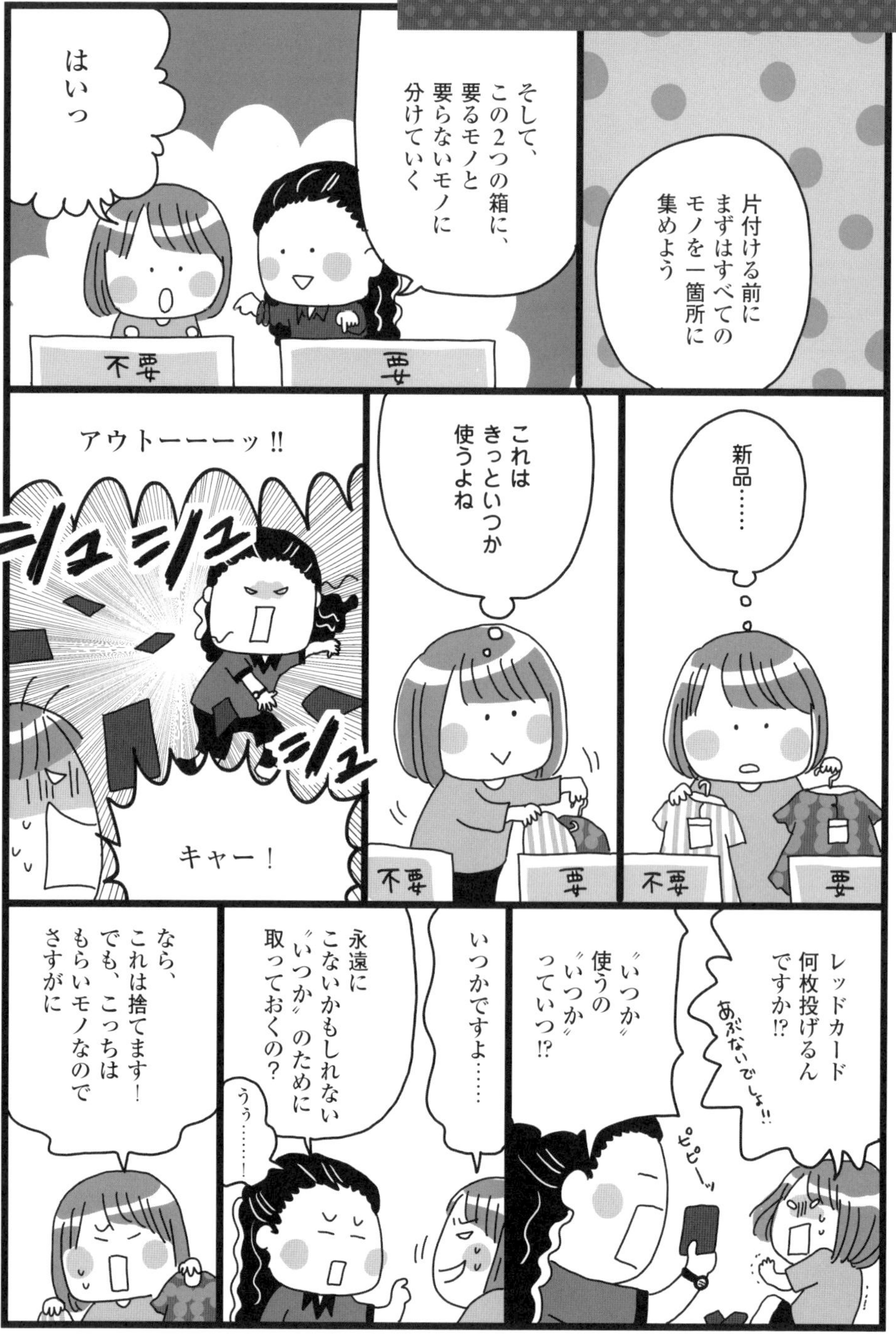

片付ける前にまずはすべてのモノを一箇所に集めよう
そして、この2つの箱に、要るモノと要らないモノに分けていく
はいっ
不要
要
新品……
これはきっといつか使うよね
アウトーーーッ!!
シュシュシュ
キャー!
レッドカード何枚投げるんですか!?
あぶないでしょ!!
〝いつか〟使うの〝いつか〟っていつ!?
ピピーッ
いつかですよ……
永遠にこないかもしれない〝いつか〟のために取っておくの?
うう……!
なら、これは捨てます!でも、こっちはもらいモノなのでさすがに

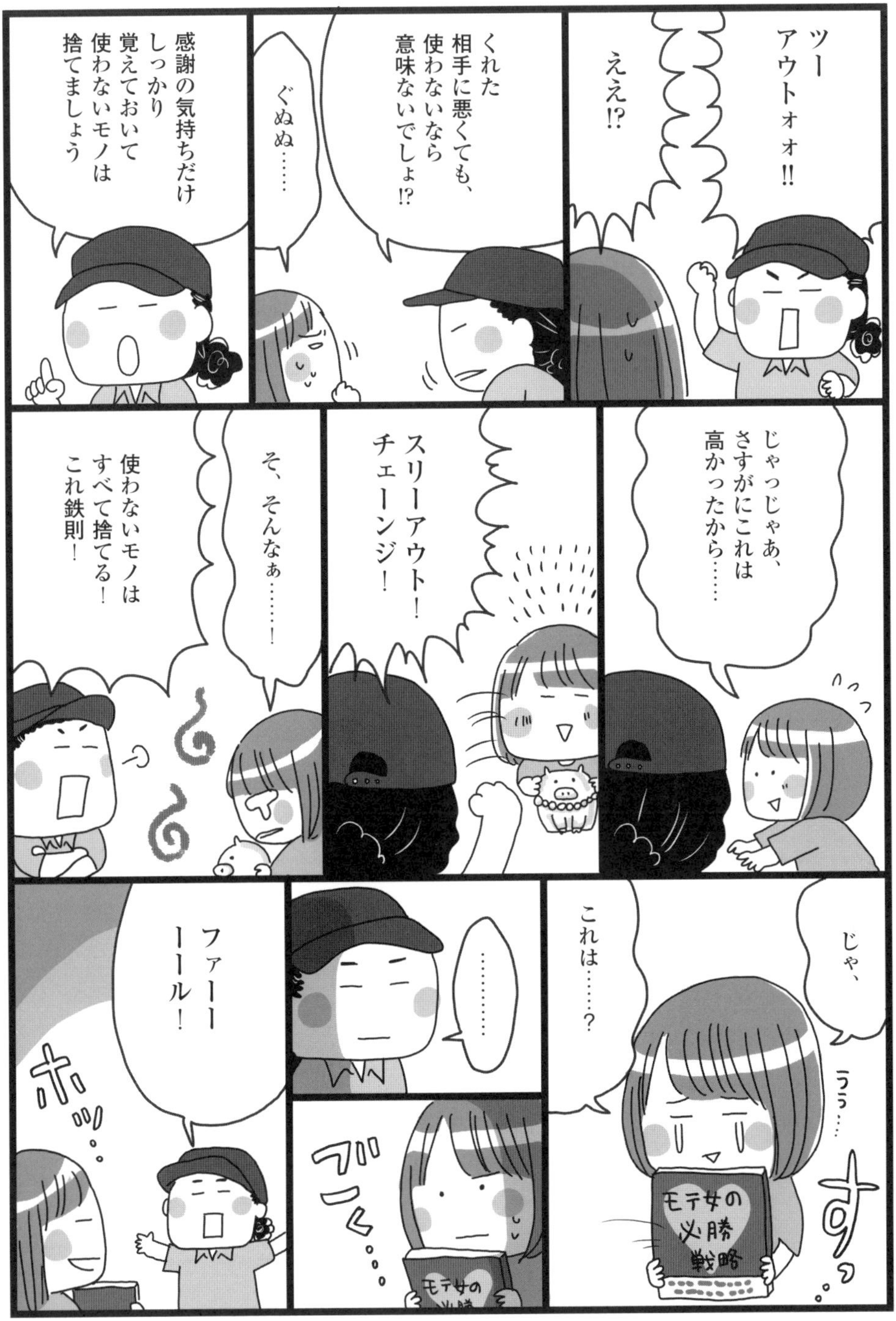
ツーアウトォォ!!
ええ!?
くれた相手に悪くても、使わないなら意味ないでしょ!?
ぐぬぬ……
感謝の気持ちだけしっかり覚えておいて使わないモノは捨てましょう
じゃっじゃあ、さすがにこれは高かったから……
スリーアウト！チェーンジ！
そ、そんなぁ……！
使わないモノはすべて捨てる！これ鉄則！
じゃ、
これは……？
モテ女の必勝戦略
すっ
…………
ファーーール！
ホッ

収納グッズを買わない

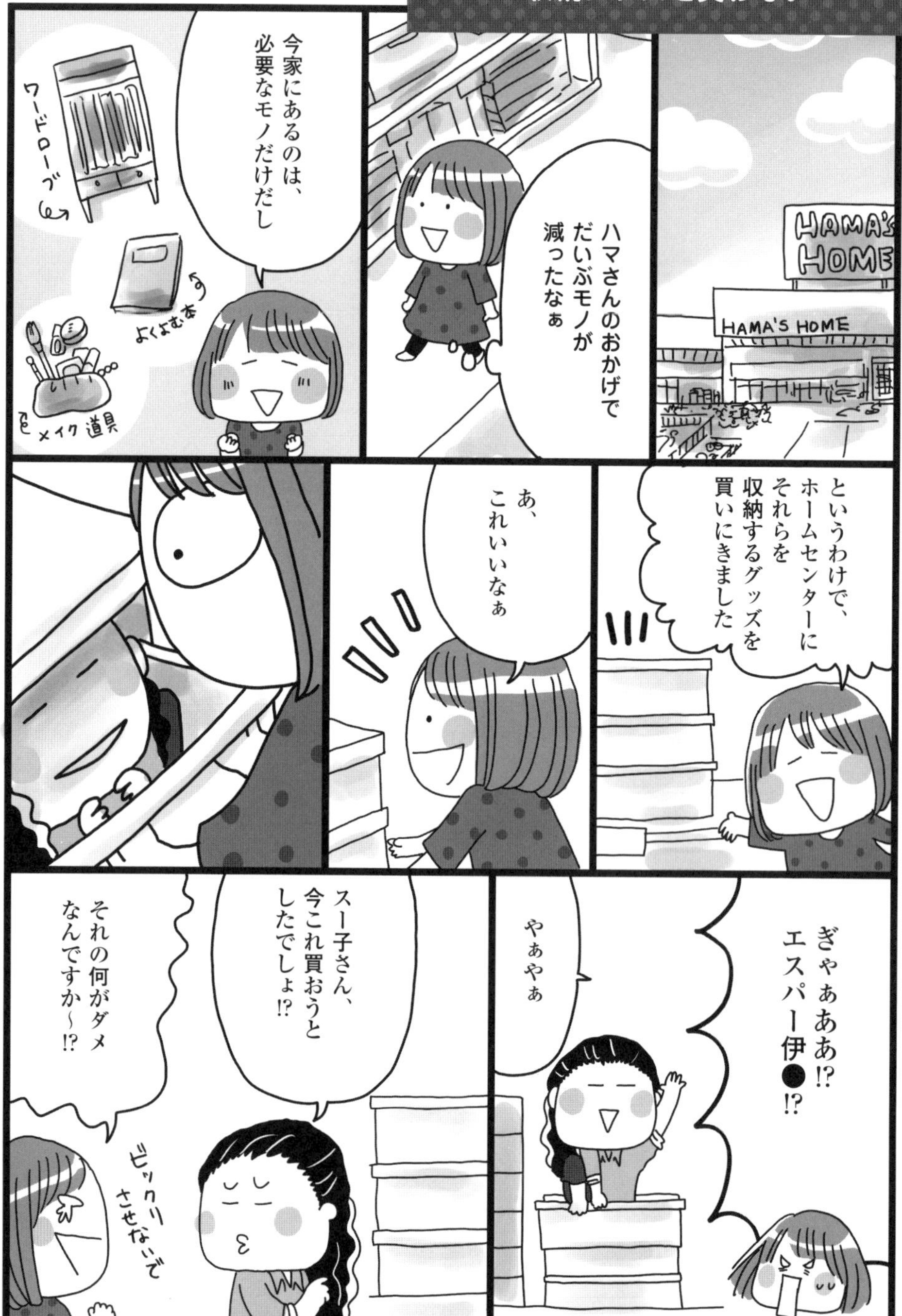
HAMA'S HOME
HAMA'S HOME
ハマさんのおかげで
だいぶモノが
減ったなぁ
今家にあるのは、
必要なモノだけだし
ワードローブ
よくよむ本
メイク道具
というわけで、
ホームセンターに
それらを
収納するグッズを
買いにきました
あ、
これいいなぁ
ぎゃぁあああ!?
エスパー伊●!?
やぁやぁ
スー子さん、
今これ買おうと
したでしょ!?
それの何がダメ
なんですか~!?
ビックリ
させないで

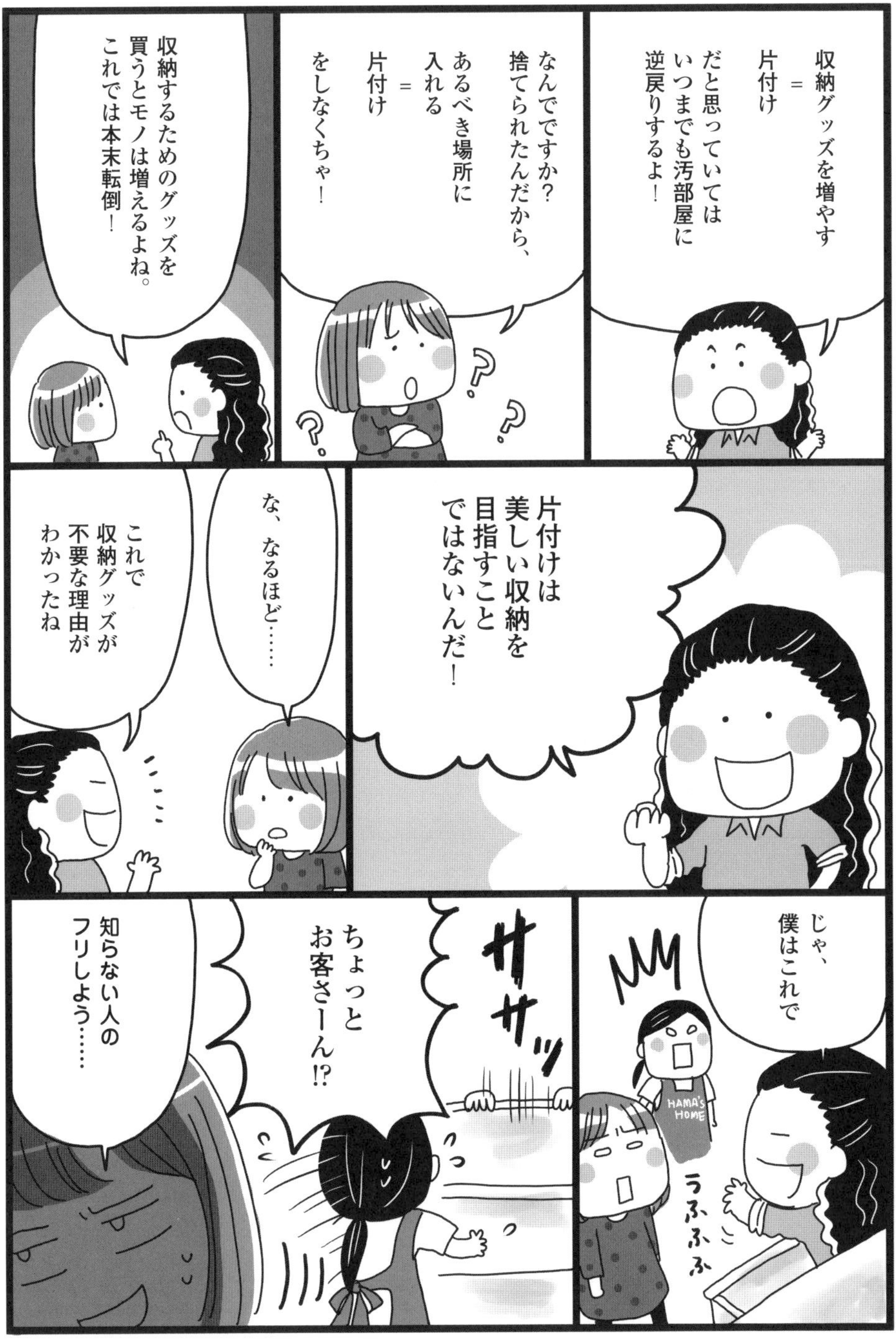
収納グッズを増やす
＝
片付け
だと思っていては
いつまでも汚部屋に
逆戻りするよ！
なんでですか？
捨てられたんだから、
あるべき場所に
入れる
＝
片付け
をしなくちゃ！
収納するためのグッズを
買うとモノは増えるよね。
これでは本末転倒！
片付けは
美しい収納を
目指すこと
ではないんだ！
な、なるほど……
これで
収納グッズが
不要な理由が
わかったね
じゃ、
僕はこれで
HAMA'S HOME
うふふふ
ササッ
ちょっと
お客さーん!?
知らない人の
フリしよう……

デジタル技術を活用しよう

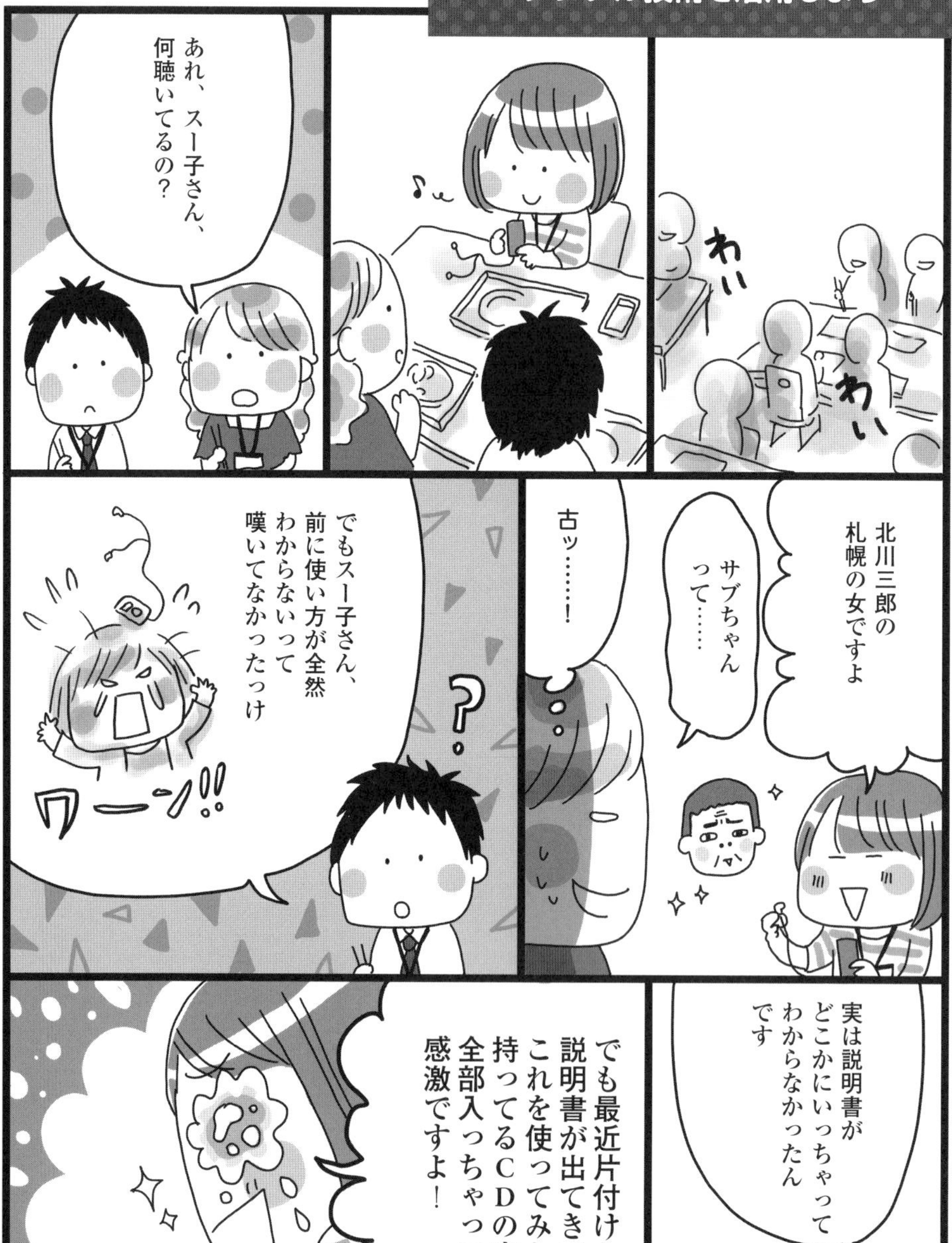
わい
わい
あれ、スー子さん、何聴いてるの？
北川三郎の札幌の女ですよ
サブちゃんって……
古ッ……！
?
でもスー子さん、前に使い方がわからないって嘆いてなかったっけ
ワーン!!
実は説明書がどこかにいっちゃってわからなかったんです
でも最近片付けたら説明書が出てきてこれを使ってみたら、持ってるＣＤの音楽が全部入っちゃって感激ですよ！

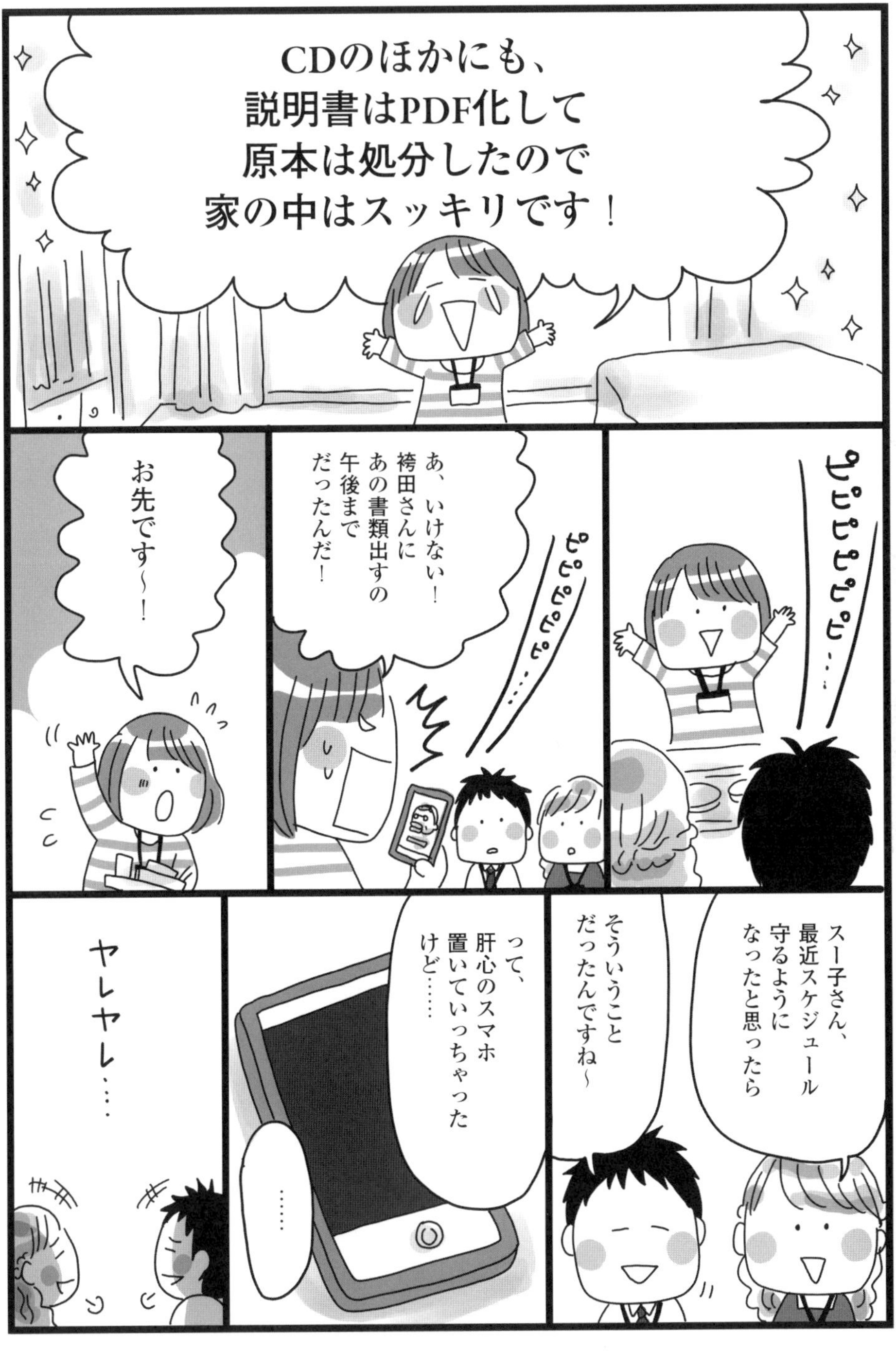
CDのほかにも、
説明書はPDF化して
原本は処分したので
家の中はスッキリです！
ピピピピピ……
ピピピピピ……
あ、いけない！
袴田さんに
あの書類出すの
午後まで
だったんだ！
お先です～！
スー子さん、
最近スケジュール
守るように
なったと思ったら
そういうこと
だったんですね～
って、
肝心のスマホ
置いていっちゃった
けど……
……
ヤレヤレ……

片付けコンサルタントを利用してみる

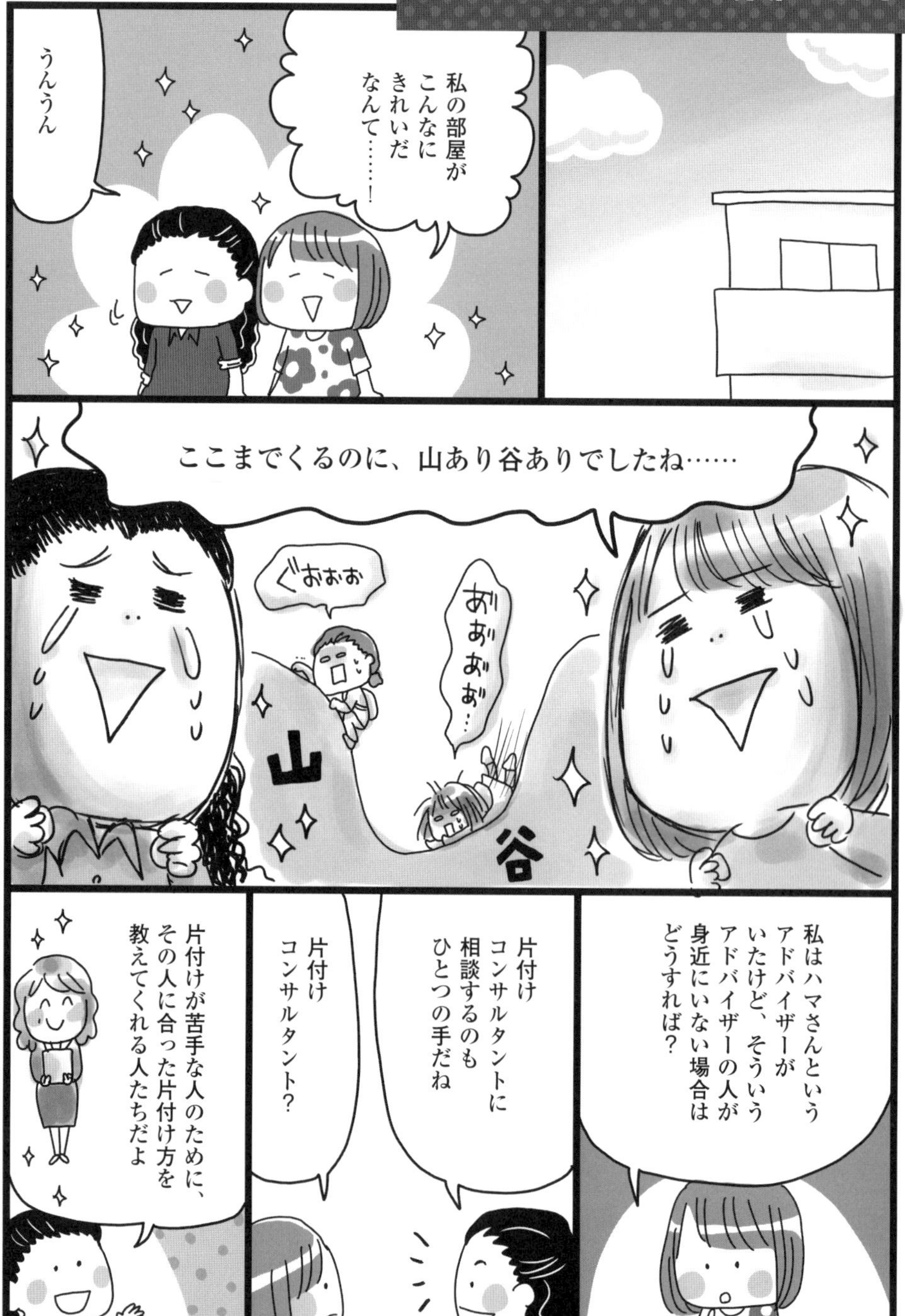

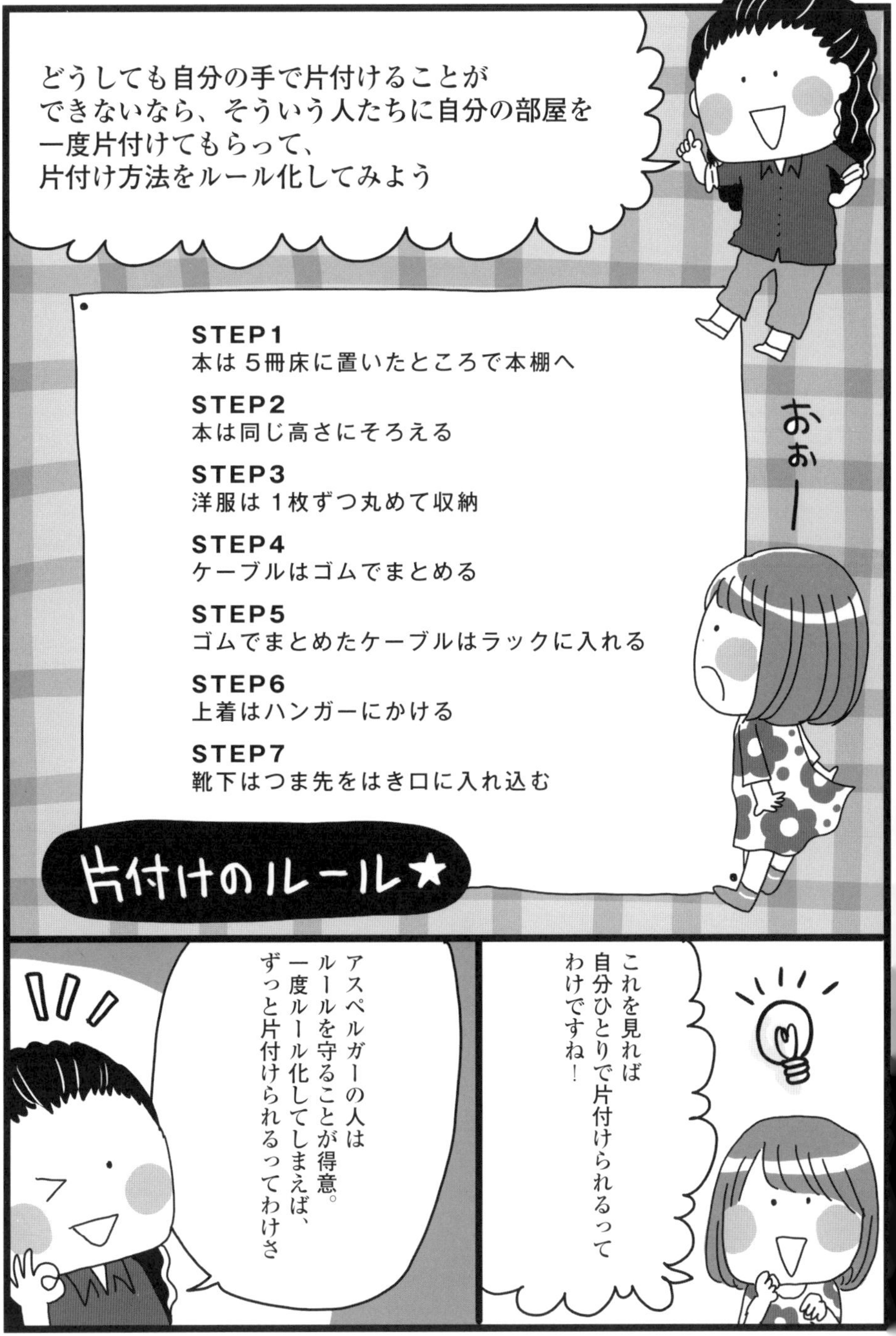
どうしても自分の手で片付けることができないなら、そういう人たちに自分の部屋を一度片付けてもらって、片付け方法をルール化してみよう
STEP1
本は5冊床に置いたところで本棚へ
STEP2
本は同じ高さにそろえる
STEP3
洋服は1枚ずつ丸めて収納
STEP4
ケーブルはゴムでまとめる
STEP5
ゴムでまとめたケーブルはラックに入れる
STEP6
上着はハンガーにかける
STEP7
靴下はつま先をはき口に入れ込む
片付けのルール★
おぉー
これを見れば自分ひとりで片付けられるってわけですね！
アスペルガーの人はルールを守ることが得意。一度ルール化してしまえば、ずっと片付けられるってわけさ

捨てることでモノを大切にできる

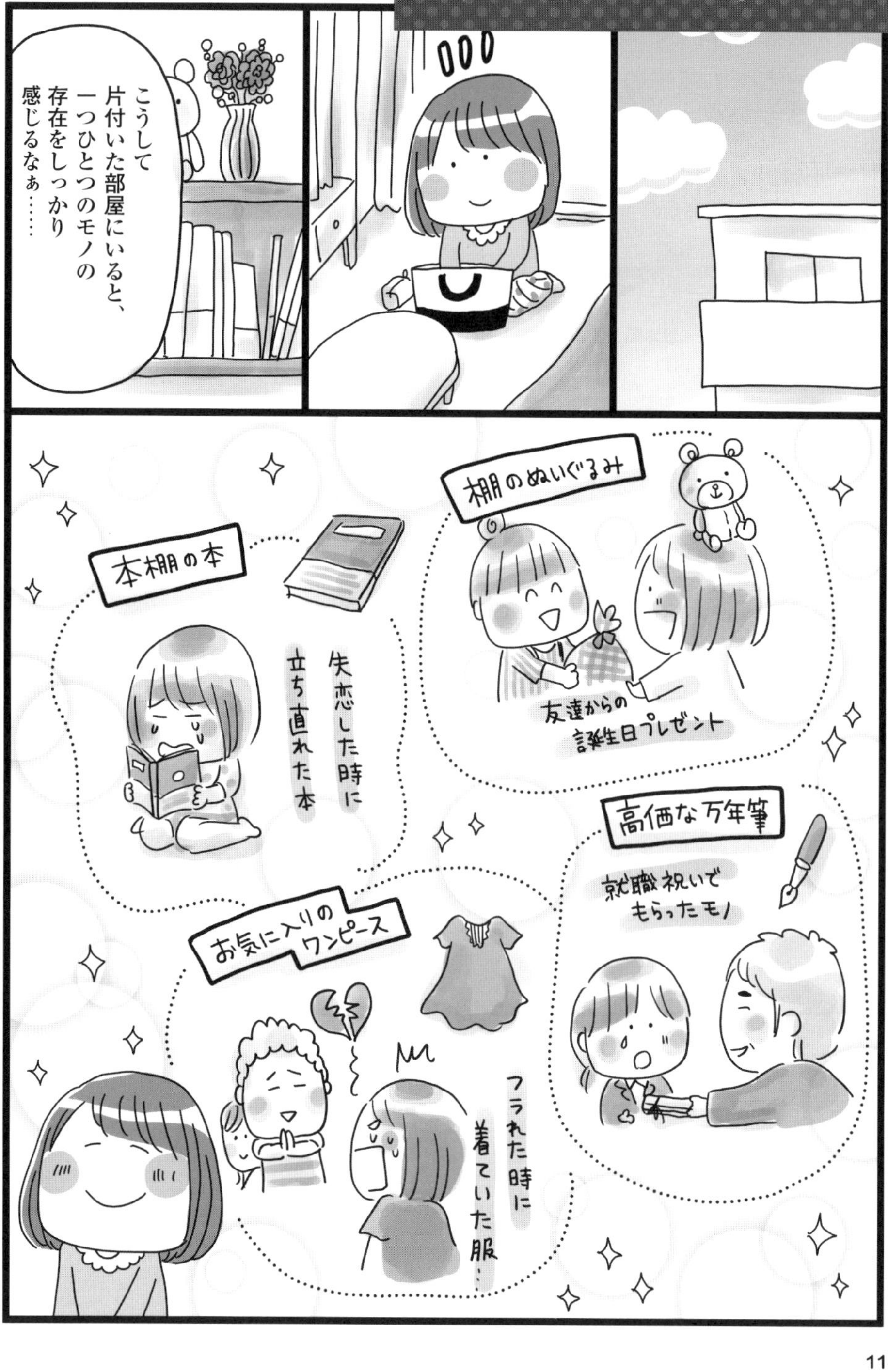
こうして片付いた部屋にいると、一つひとつのモノの存在をしっかり感じるなぁ……
棚のぬいぐるみ
友達からの誕生日プレゼント
本棚の本
失恋した時に立ち直れた本
高価な万年筆
就職祝いでもらったモノ
お気に入りのワンピース
フラれた時に着ていた服…

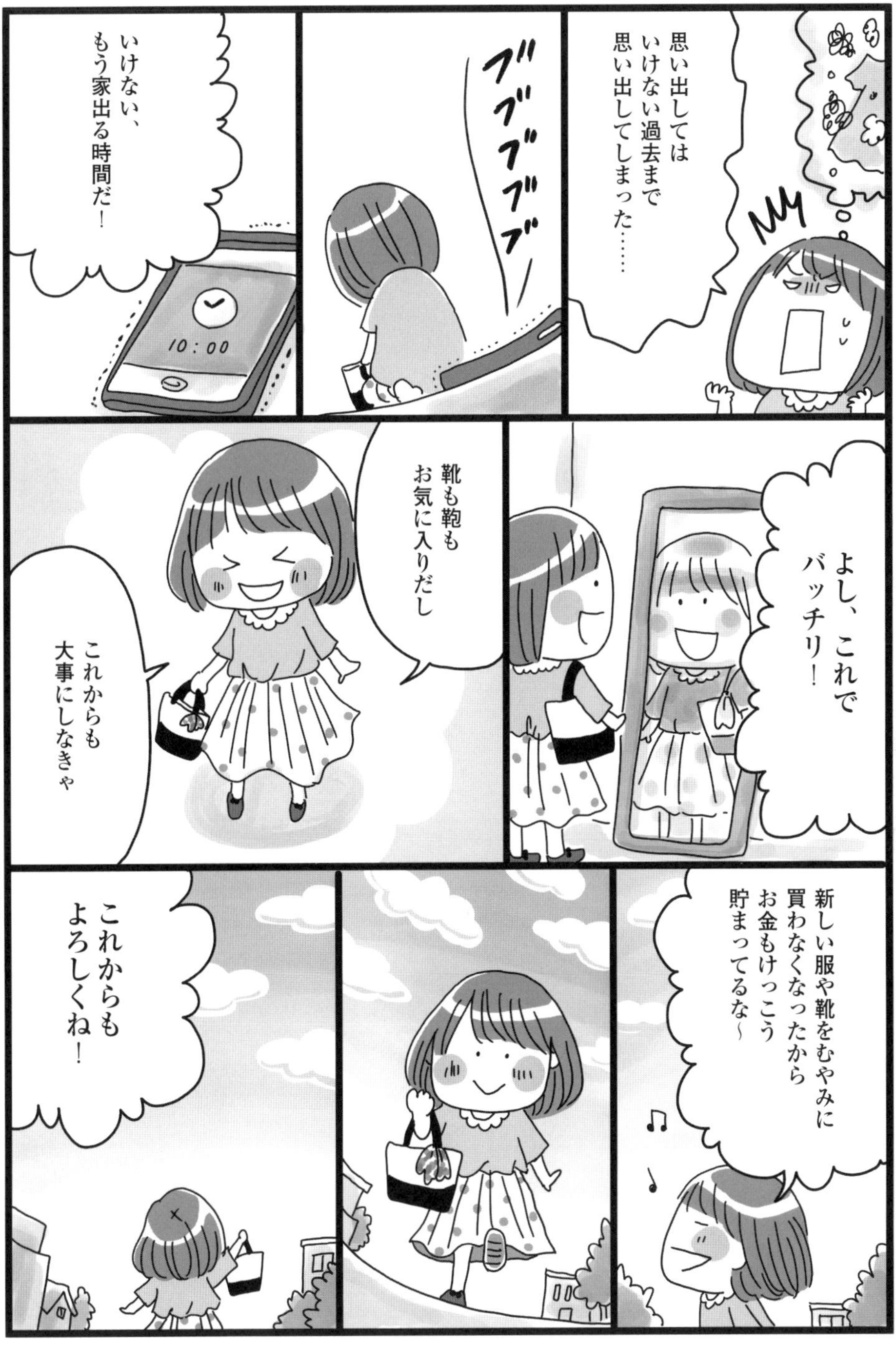
思い出してはいけない過去まで思い出してしまった……
ブブブブブ
いけない、もう家出る時間だ！
10:00
よし、これでバッチリ！
靴も鞄もお気に入りだし
これからも大事にしなきゃ
新しい服や靴をむやみに買わなくなったからお金もけっこう貯まってるな～
これからもよろしくね！

chapter 4

① 人からもらったプレゼントでも捨ててよい

◆「あの人に悪い」の優しさがあなたを苦しめる

アスペルガー症候群の人に限らず、人からいただいた贈り物というのは、なかなか捨てにくいものです。くれた人に悪いという罪悪感から、読み返す機会もないのに学生時代に交換した手紙を大事にまとめておいたり、自分の趣味ではないから絶対に使わないのに送別会でもらった餞別《せんべつ》を取っておいたりと、あなたの部屋の一角は謎のプレゼント群で占められているはず。

たとえ誰かがあなたに選んでくれた品物であっても、使わなければないのと同じこと。贈り主への感謝の気持ちを心のなかで唱えてから、思い切って捨てましょう。

罪悪感が拭えなかったり、大切な人からの贈り物であったりするのなら、写真に収めて

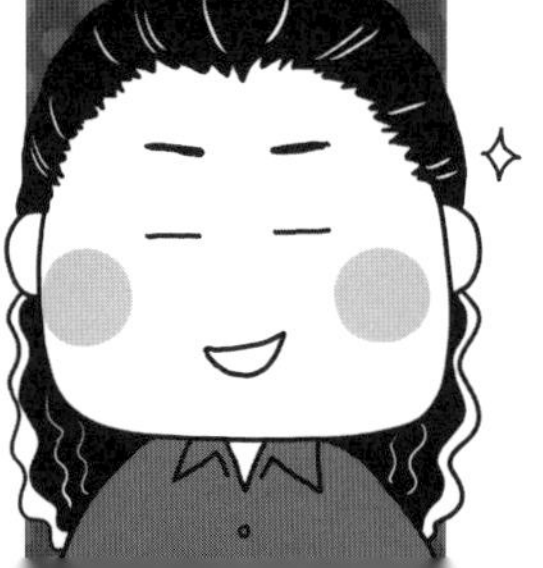

から捨てるのがよいでしょう。

そのほかにも、片付けている最中に「もったいない」「高かったから」「とりあえず取っておこう」などの先延ばしのセリフを吐いてしまうモノは、今必要のないモノです。「あの人に悪い」と思った以外にも、これらの言葉が思い浮かんだ品物は、きっちり捨て去りましょう。あなたの部屋は、あなたが生活してくつろげる場所であって、モノを収容する収納箱ではないのですから。床面積を本や服が覆っているのなら、それらのモノを置くために家賃を払っているようなもの。あなたの大切なお金が、どうでもいいモノのために使われているなんて、馬鹿らしいとは思いませんか？　ここはいったい誰のための部屋なのか、今一度考えてみてください。

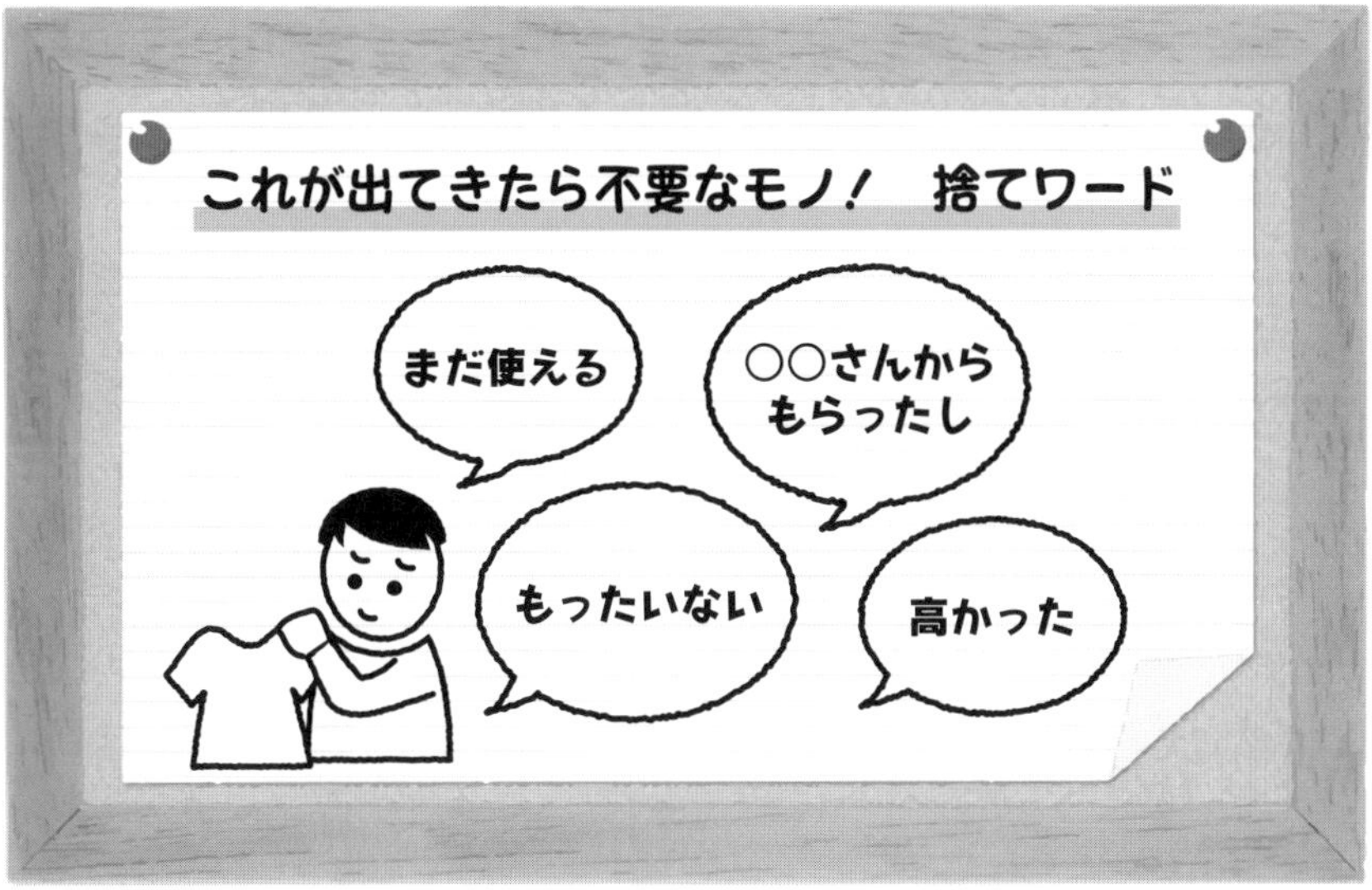
これが出てきたら不要なモノ！　捨てワード
まだ使える
○○さんから
もらったし
もったいない
高かった

chapter 4

② 収納グッズを使うとよけいに片付かない！

◆片付けは美しい収納を目指すことではないと知ろう

たとえば、床に本が積み上がっているとします。そのとき、多くの人は「本棚を買ってこよう」と思うでしょう。しかし、それは間違いです。本棚を買えば、確かに床に散らばっていた本は本棚に収納され、一時的に部屋はきれいになるでしょう。しかし、本棚という新たな家具が加わることで、室内スペースは圧迫されます。これではモノが増えて元の木阿弥。すべきことは、不要な本を捨てることであって、新たな収納スペースを確保することではないのです。ところが、大多数の人は頭から「モノを捨てる」という考え方がすっぽり抜けています。モノを所有するのが当然な時代だから仕方がないのかもしれません。しかし、収納場所が足りなくなったら収納グッズを足すのではなく、モノを捨てる方向へ

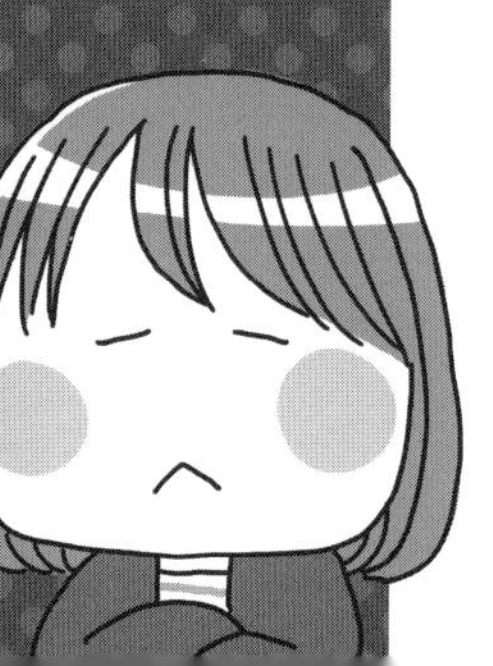

考えなければ、モノは増えるばかりで一向に片付きません。片付けとは、美しい収納を目指すことではありません。ここをまず、しっかり頭に叩き込みましょう。

前述したように、片付けるスキルを身につけ、部屋がリラックスできる状態になれば、人間関係やライフスタイルなど、人生そのものにポジティブな影響が生まれるのです。片付けほど手っ取り早い自己啓発はありません。子どもの頃は、部屋や机を汚くしていると、学校の先生や親に強く叱られます。ですから、「やらなければならないことだから」という義務感から、片付けられる人になりたいと思うかもしれません。

しかし、片付けとは義務ではなく、人生改善の根源であるといえるでしょう。

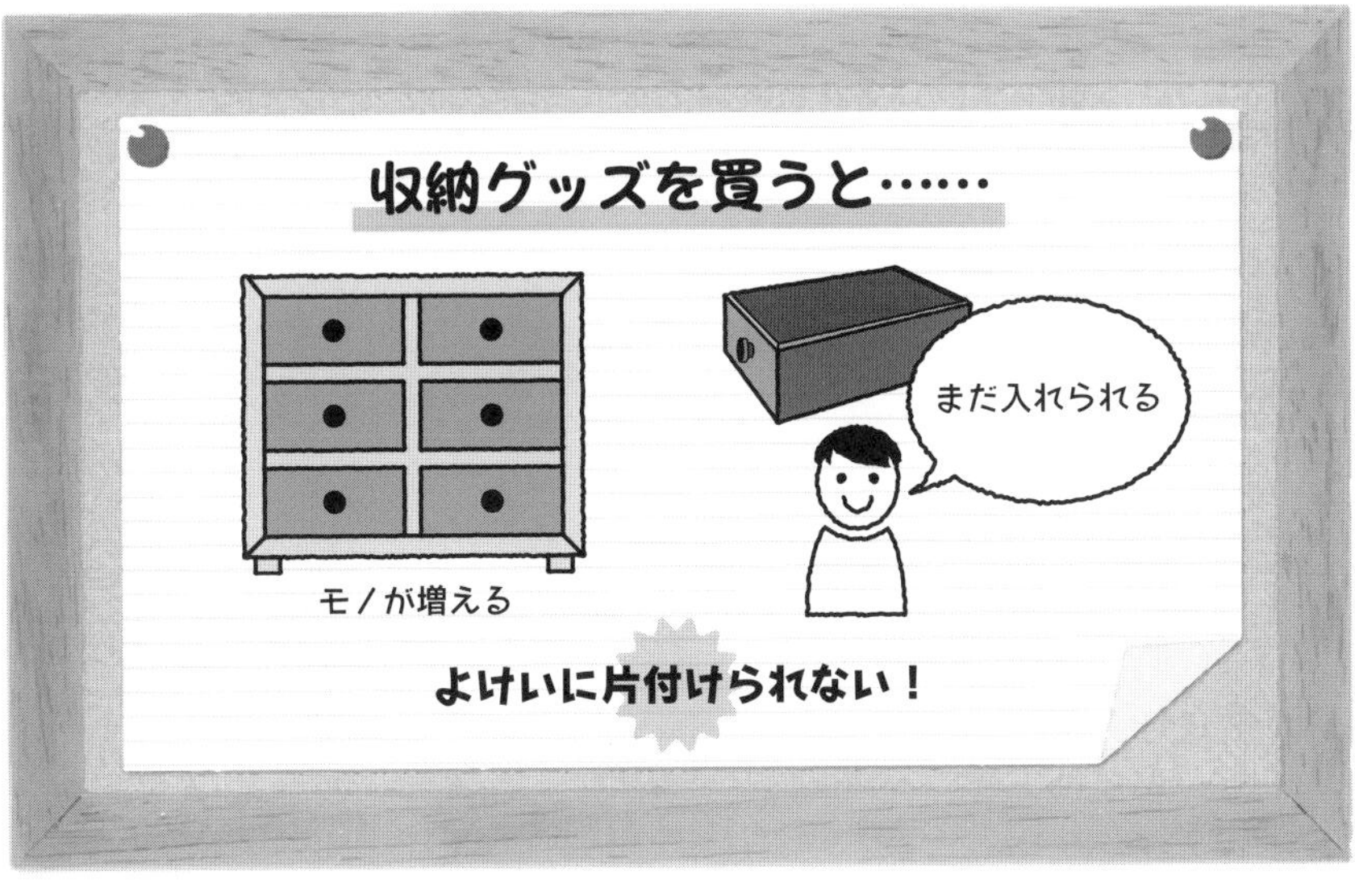
収納グッズを買うと……
まだ入れられる
モノが増える
よけいに片付けられない！

chapter 4

③ デジタル技術をフル活用すればモノが減る

◆アナログ媒体をデータ化すれば、モノはどんどん減っていく

雑誌を捨てるとき「この記事はまた読むかもしれない」と一部を切り取ってスクラップにすれば、わずかな厚みのスクラップブックが残り、かさばる雑誌本体はなくなります。ひと昔前は、これでよかったかもしれません。

しかし現代では、電子書籍が誰でも手の届く値段になり、爆発的に普及したスマートフォンを使えば、カメラ撮影した画像も音楽データも入れて持ち運べる時代です。こういったデジタル技術を使わない手はありません。

本や仕事で使用した資料、ＣＤなどは、手元に置いておくのが当たり前という考え方の人は多くいます。そういった膨大なアナログデータは、すべてデジタル化してしまいましょ

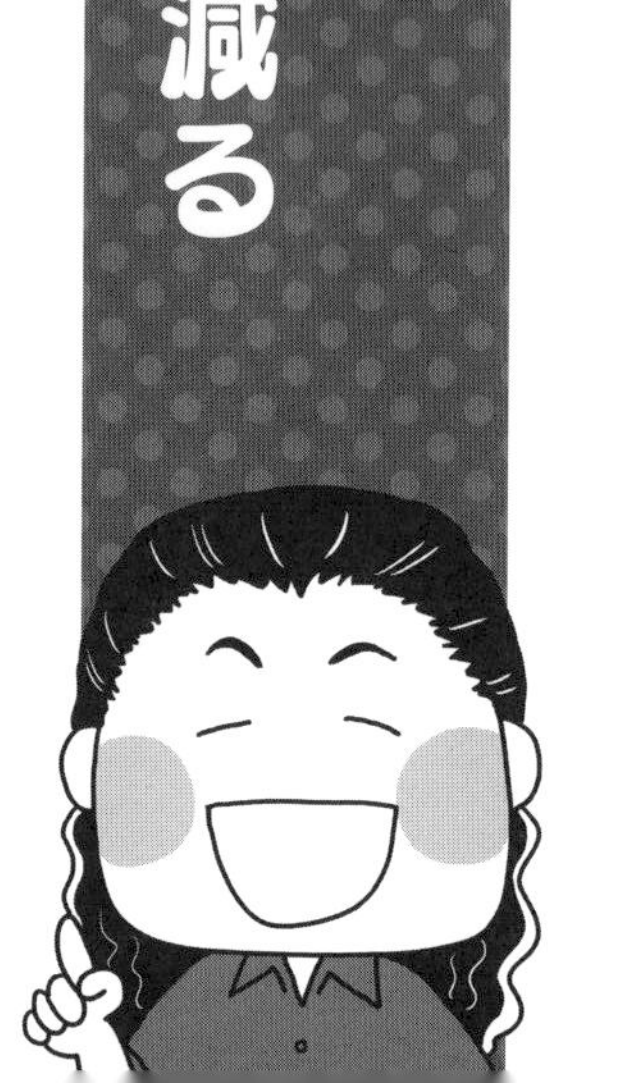

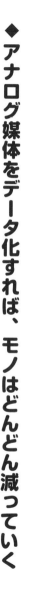

う。本や資料は、スキャンデータ化してPDFにするのです。

CDディスクは、音楽機器に取り込んだら適宜破棄します。歌詞カードがないと困るなら、これもスキャンデータに。

本棚一個のデータが、親指の爪ほどのマイクロカードに収まってしまうのですから、とても便利な時代になったものです。片付け下手な人が、この技術を使わない手はありません。

最初は大量の本や紙資料を捨てることに抵抗があるかもしれませんが、徐々に捨てることの快楽に気づくはず。捨てるたびに部屋の居心地がよくなるのですから。こうなればしめたもので、ほとんど抵抗なくモノを捨てられるようになります。

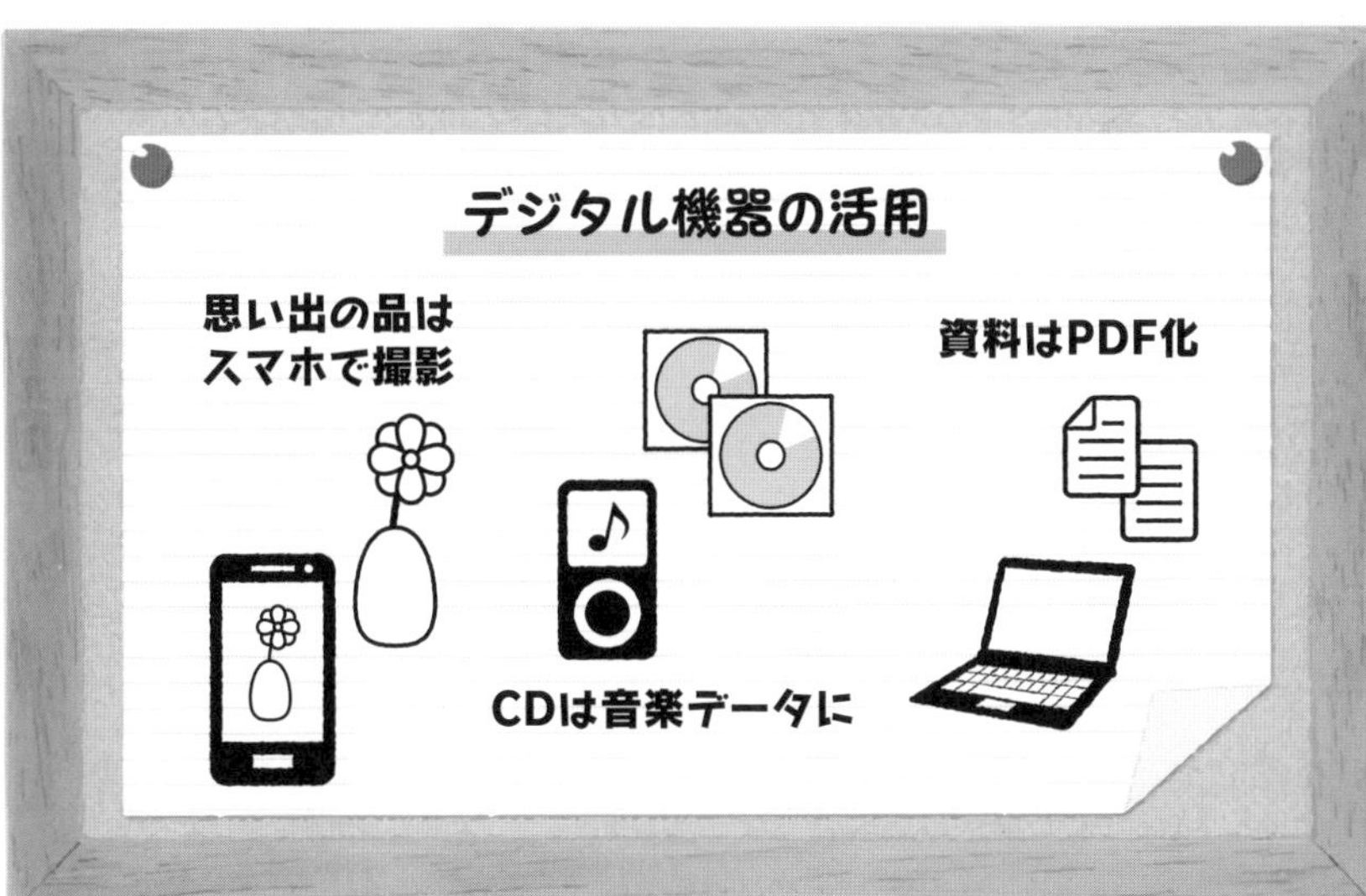
デジタル機器の活用
思い出の品は
スマホで撮影
資料はPDF化
CDは音楽データに

chapter 4

4 買うルールと捨てるルールを設ける

◆やみくもにモノを買わず、捨てる線引きを明確にする

ショッピングをしているとき、「欲しくなったから」「安かったから、予備として買った」というように、なんとなくで購入していないでしょうか。こういった心構えが、結局着る機会がないまま何年も畳まれた状態のタンスの肥やしや、無駄にある未使用のボールペンの山などを生む原因です。買うときのルールを自分で作ってショッピングに出かけましょう。たとえば、「洋服は月に2着まで」「前に使っていた文房具を使いきってから、新しいモノを購入する」「考える時間をおく」といった具合です。

これと対になって、捨てるためのルールも必要です。前述した「もったいない」「とりあえず」などと思っているモノを捨てる以外にも、「○年着ていない服を捨てる」「毎月○

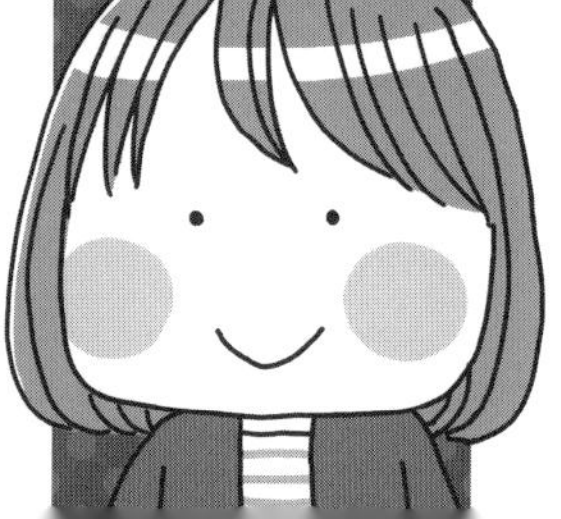

日に捨てる」というように、細かなルールはいくらでも設定できます。この捨てるルールにぜひ加えてほしいのが「自己イメージに合わないモノを捨てる」というルール。似合っていない洋服や、まだ使えそうだけど薄汚れた文房具など、なりたい自分像とかけ離れているアイテムは、ことごとく捨てましょう。こういったボロいモノがお似合いの人間であると、自分で言っているようなものだからです。このように買うときのルールと捨てるルールの合わせ技で、余分なモノを持たない人生にシフトチェンジすることができます。手元に残るのは、自分が本当に必要としているアイテムであり、大切に思っているモノなので、モノを捨てることで、かえってモノを大切に扱えるようになります。

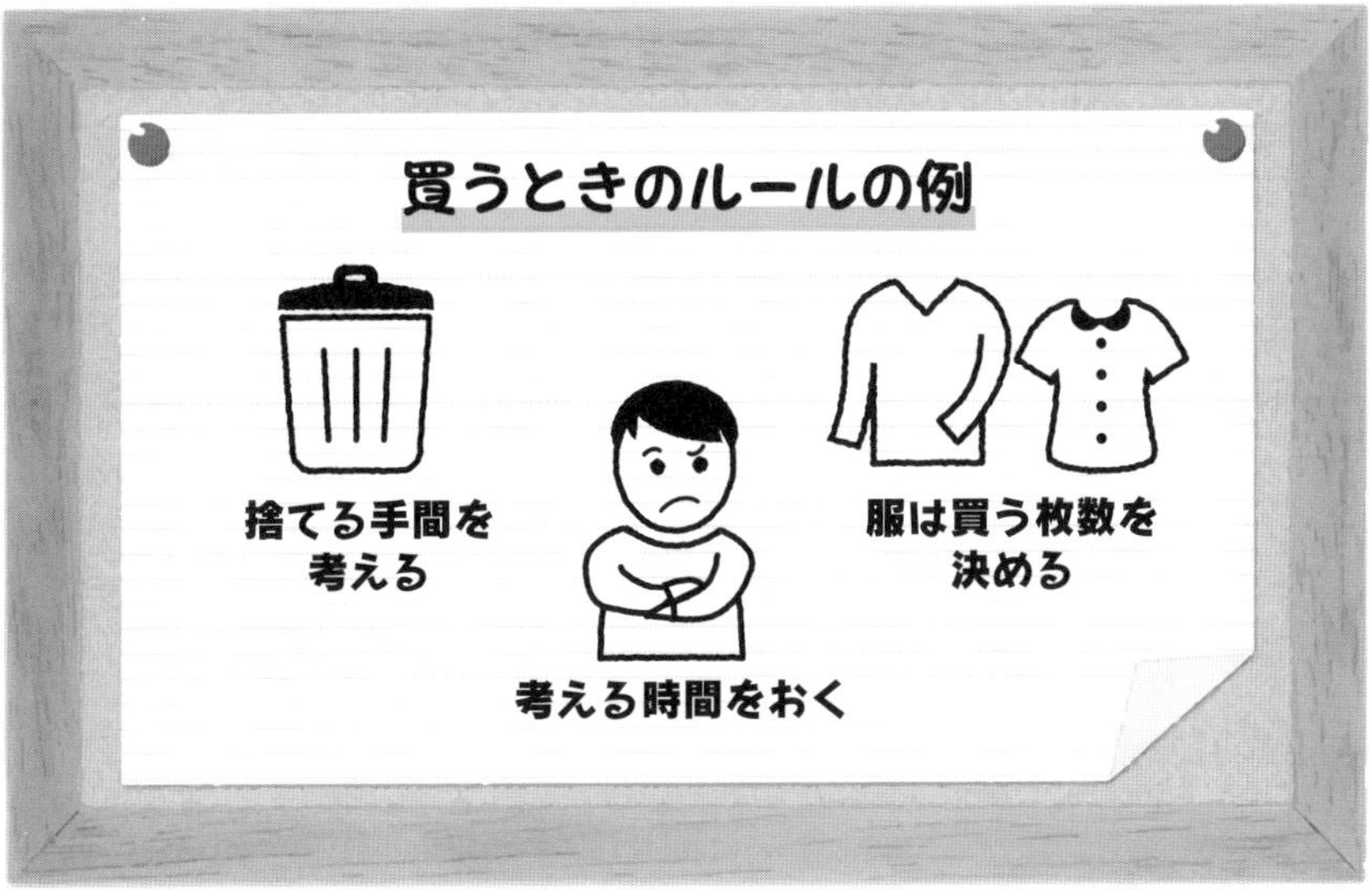
買うときのルールの例
捨てる手間を考える
服は買う枚数を決める
考える時間をおく

chapter 4

5 認知療法で片付けノルマを達成させる！

◆ケースに入りきらない化粧品はコンプレックスの表れ

女性に多いのが、化粧品類を捨てられないというケースです。一方、男性に多いのはビジネス書やセミナー資料を捨てられないパターン。化粧品は美の、本は知性の象徴です。化粧品や本の類《たぐ》いを捨てられないというのは、裏に美醜や能力のコンプレックスを抱えている恐れが。こうした人は、容姿や能力を馬鹿にする心ない言葉で傷つけられ、それがトラウマになっていると考えられます。たとえ本人が並以上の容姿であったり、人の何倍も仕事をこなしていたりしても、その過去の出来事が枷《かせ》となり、その人の心は歪《ゆが》んで化粧品や本のコレクションへと表れるのです。

こうした現実からの歪みを正していくのが、認知療法です。鏡を見て「自分はずいぶん

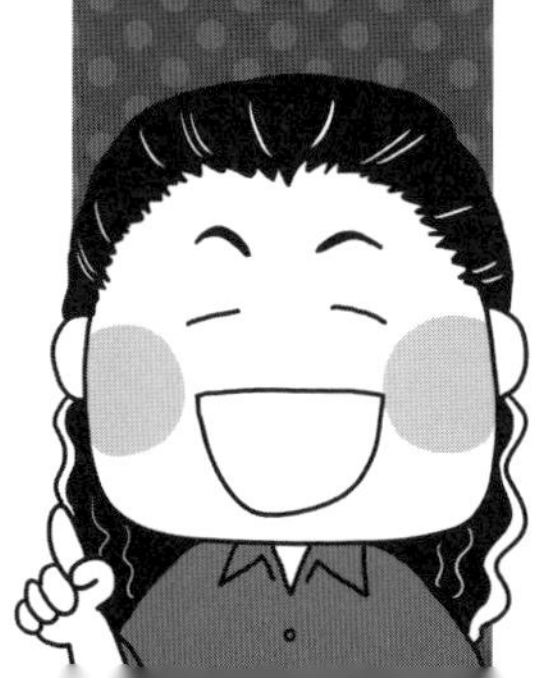

とかわいくなった」「自分は確実にできることが増えている」と口に出して自分をほめたり、「以前よりは自分を好きになっているのだから、これからよりそうなれる」と紙に書いたり、これまで自分がしてきたことをリストアップして達成感を得たりと、自己肯定感を養うことで、ものの考え方や受け取り方（認知）の歪みが正されていきます。

しかし、アスペルガー症候群の人は、この認知療法に入る前に、セロトニン不足を解消した状態になっていなくてはなりません。セロトニンが足りていないと、劣等感が強すぎて認知を上書きできないのです。

認知療法は規則正しい生活習慣やローカーボ食が身につき、セロトニン不足が解消された次のステップとして活用してください。

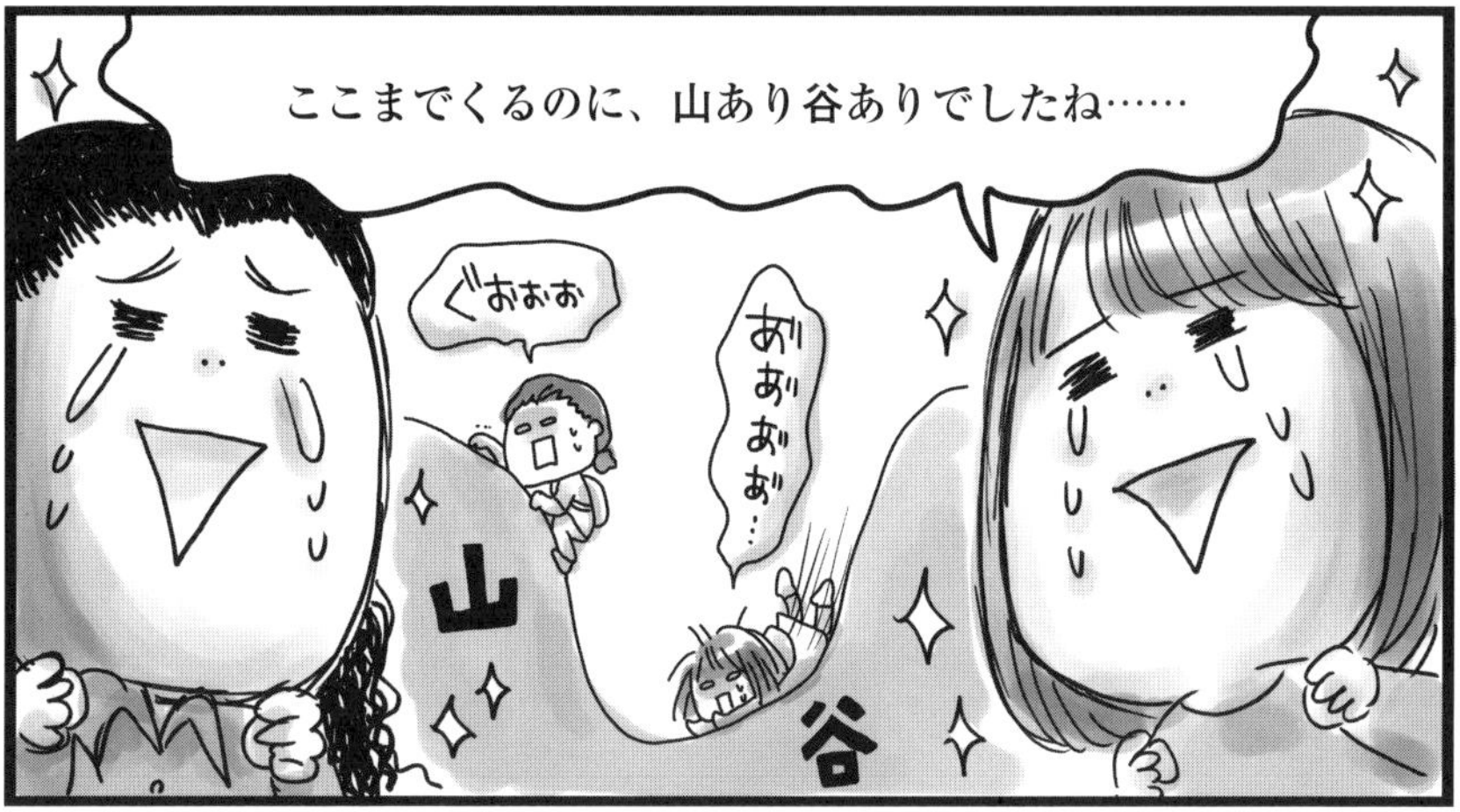
ここまでくるのに、山あり谷ありでしたね……
ぐおおお
あぁあぁあぁ…
山
谷

check ＋ 3

アスペルガーさんでも片付けられる片付け方法まとめ

本書で登場した片付けテクニック全20個を一挙にリスト化しました。このリストを利用して、片付けられる人になりましょう！

- ☑片付ける動画を見ながらまねして片付ける ……▶p56
- ☑片付いた部屋の写真を見てそのとおりに片付ける ……▶p56
- ☑片付ける過程を図解してそれを見て片付ける ……▶p56
- ☑ワーキングメモリーを鍛える ……▶p60
- ☑片付けた自分にごほうびをあげる ……▶p66
- ☑片付けない自分に罰を与える ……▶p68
- ☑片付け・整理整頓・掃除は別だと知る ……▶p102
- ☑家賃損失を考える ……▶p104
- ☑捨てない言い訳を作らない ……▶p106
- ☑収納グッズを買わない ……▶p108
- ☑美しい収納を目指さない ……▶p108
- ☑デジタル技術を活用する ……▶p110
- ☑片付けコンサルタントを利用してみる ……▶p112
- ☑「もったいない」とつぶやいたモノを捨てる ……▶p122
- ☑「高かったから」とつぶやいたモノを捨てる ……▶p106
- ☑「とりあえず取っておこう」とつぶやいたモノを捨てる ……▶p122
- ☑「あの人に悪い」とつぶやいたモノを捨てる ……▶p106
- ☑買うルールを設ける ……▶p122
- ☑捨てるルールを設ける ……▶p122
- ☑自分をほめてコンプレックスを解消させる ……▶p124

chapter

5

片付けられると人生はずっとラクになる

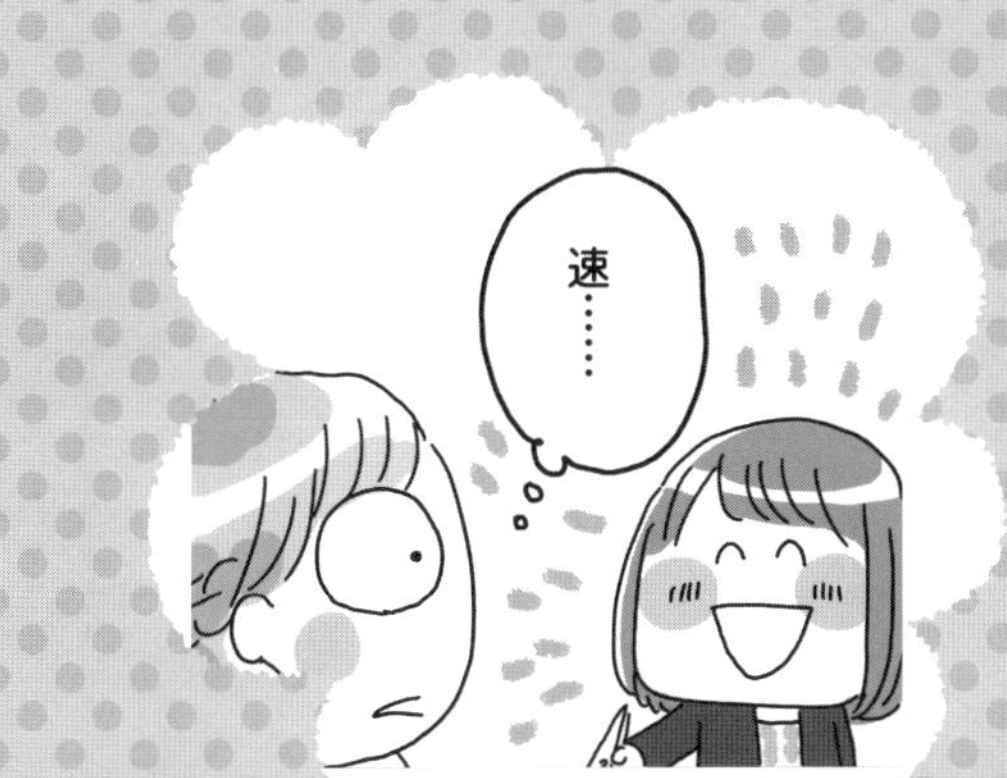

仕事でミスが減る

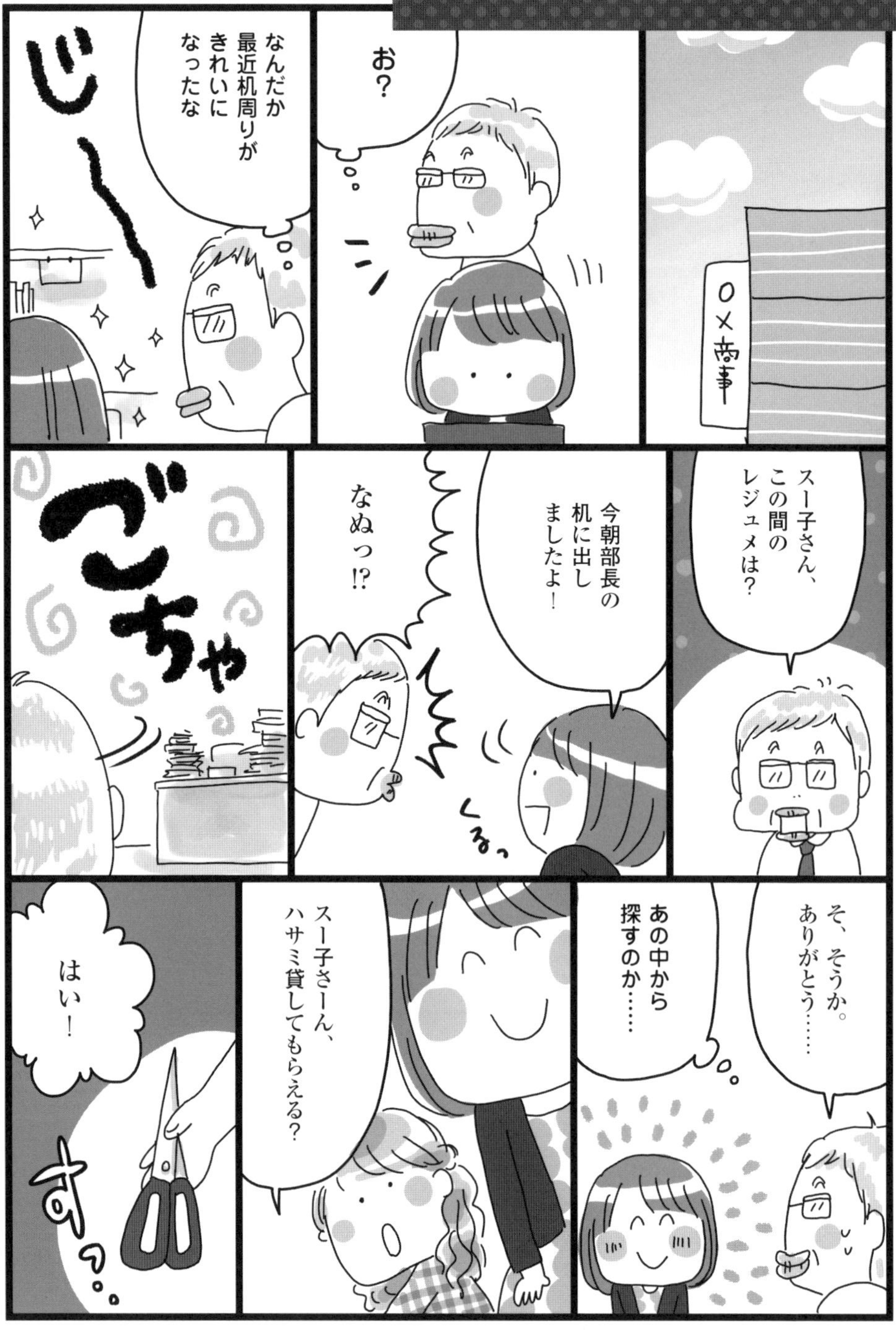
○×商事
お？
なんだか最近机周りがきれいになったな
じ〜〜
スー子さん、この間のレジュメは？
今朝部長の机に出しましたよ！
くるっ
なぬっ!?
ごちゃ
そ、そうか。ありがとう……
あの中から探すのか……
スー子さーん、ハサミ貸してもらえる？
はい！
すっ。

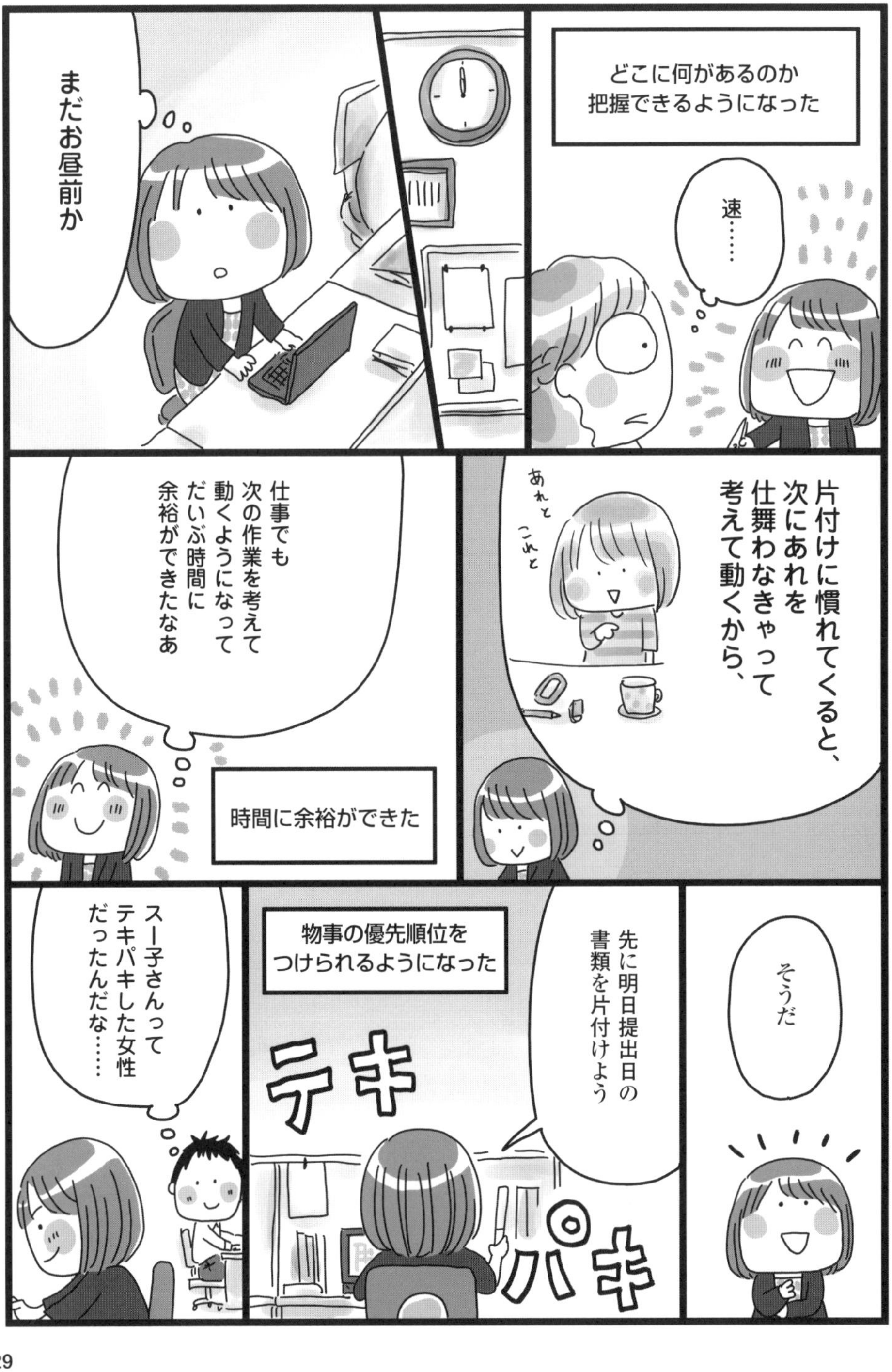
どこに何があるのか把握できるようになった
速……
まだお昼前か
片付けに慣れてくると、次にあれを仕舞わなきゃって考えて動くから、
あれと これと
仕事でも次の作業を考えて動くようになってだいぶ時間に余裕ができたなぁ
時間に余裕ができた
そうだ
物事の優先順位をつけられるようになった
先に明日提出日の書類を片付けよう
テキ
パキ
スー子さんってテキパキした女性だったんだな……

家でリラックスできストレスが減る

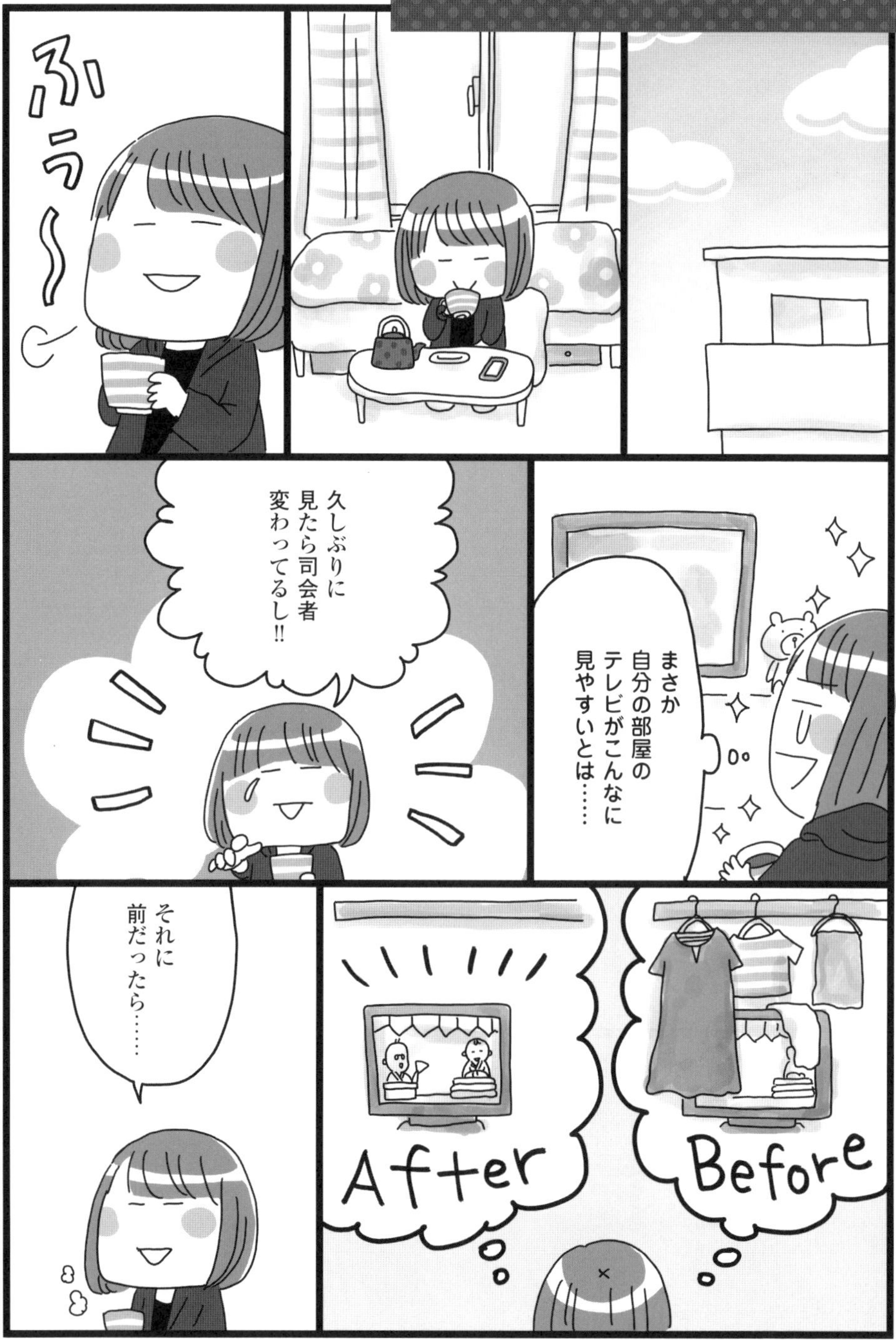

ふぅ〜〜
まさか自分の部屋のテレビがこんなに見やすいとは……
久しぶりに見たら司会者変わってるし!!
Before
After
それに前だったら……

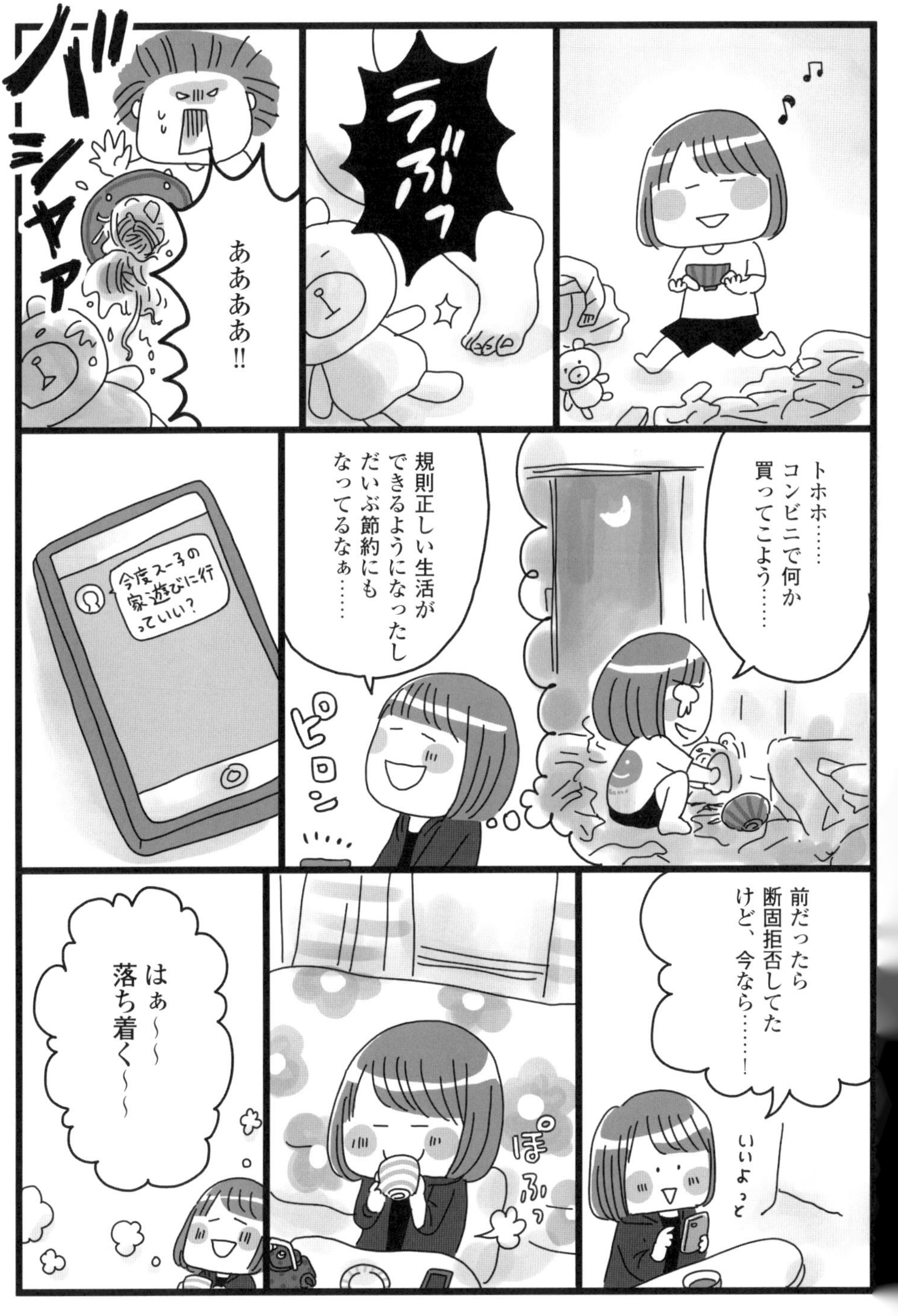
ラぶッ
バシャア
あああああ!!
トホホ……
コンビニで何か
買ってこよう……
規則正しい生活が
できるようになったし
だいぶ節約にも
なってるなぁ……
ピロロン
今度スー子の家遊びに行っていい？
前だったら
断固拒否してた
けど、今なら……！
いいよっと
ぽふっ
はぁ〜〜
落ち着く〜〜〜

人生を楽しむ余裕が生まれる

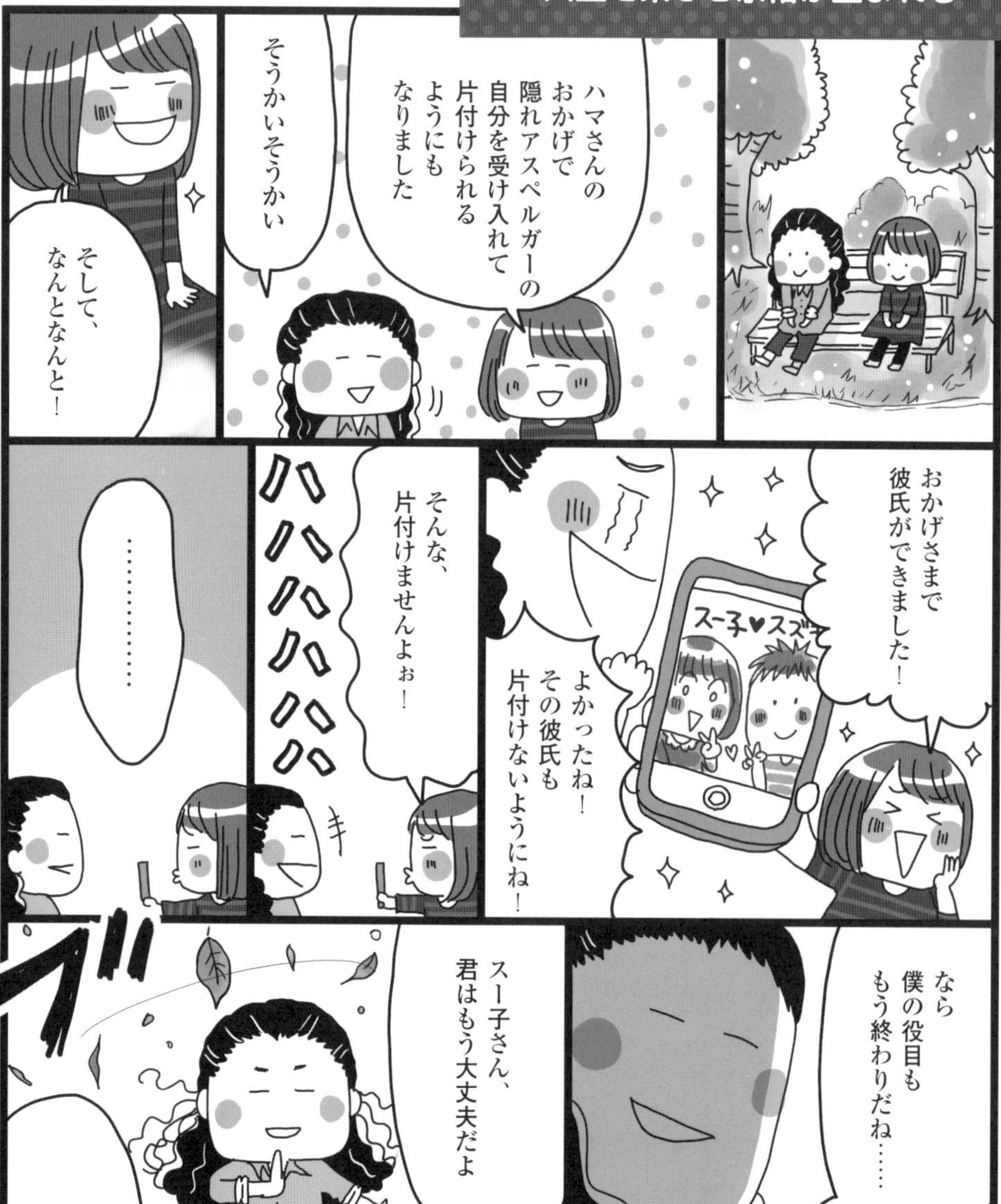
ハマさんのおかげで隠れアスペルガーの自分を受け入れて片付けられるようにもなりました
そうかいそうかい
そして、なんとなんと！
おかげさまで彼氏ができました！
よかったね！その彼氏も片付けないようにね！
そんな、片付けませんよぉ！
ハハハハハハ
………
なら僕の役目ももう終わりだね……
え……!?
スー子さん、君はもう大丈夫だよ
それではサヨウナラ～！
ブワッ

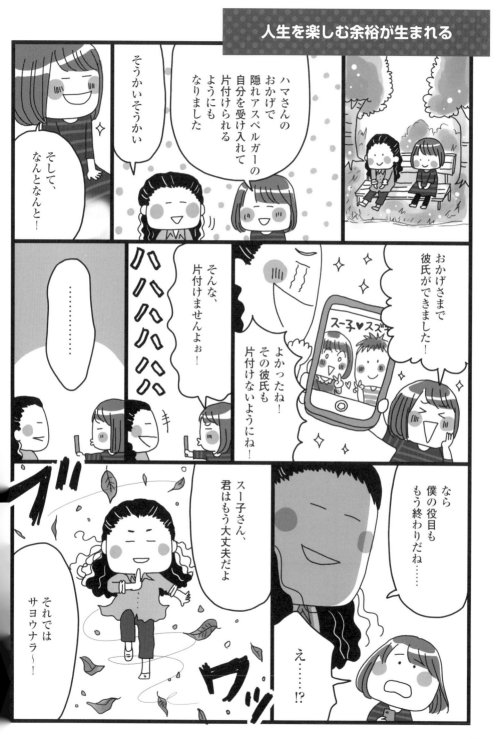

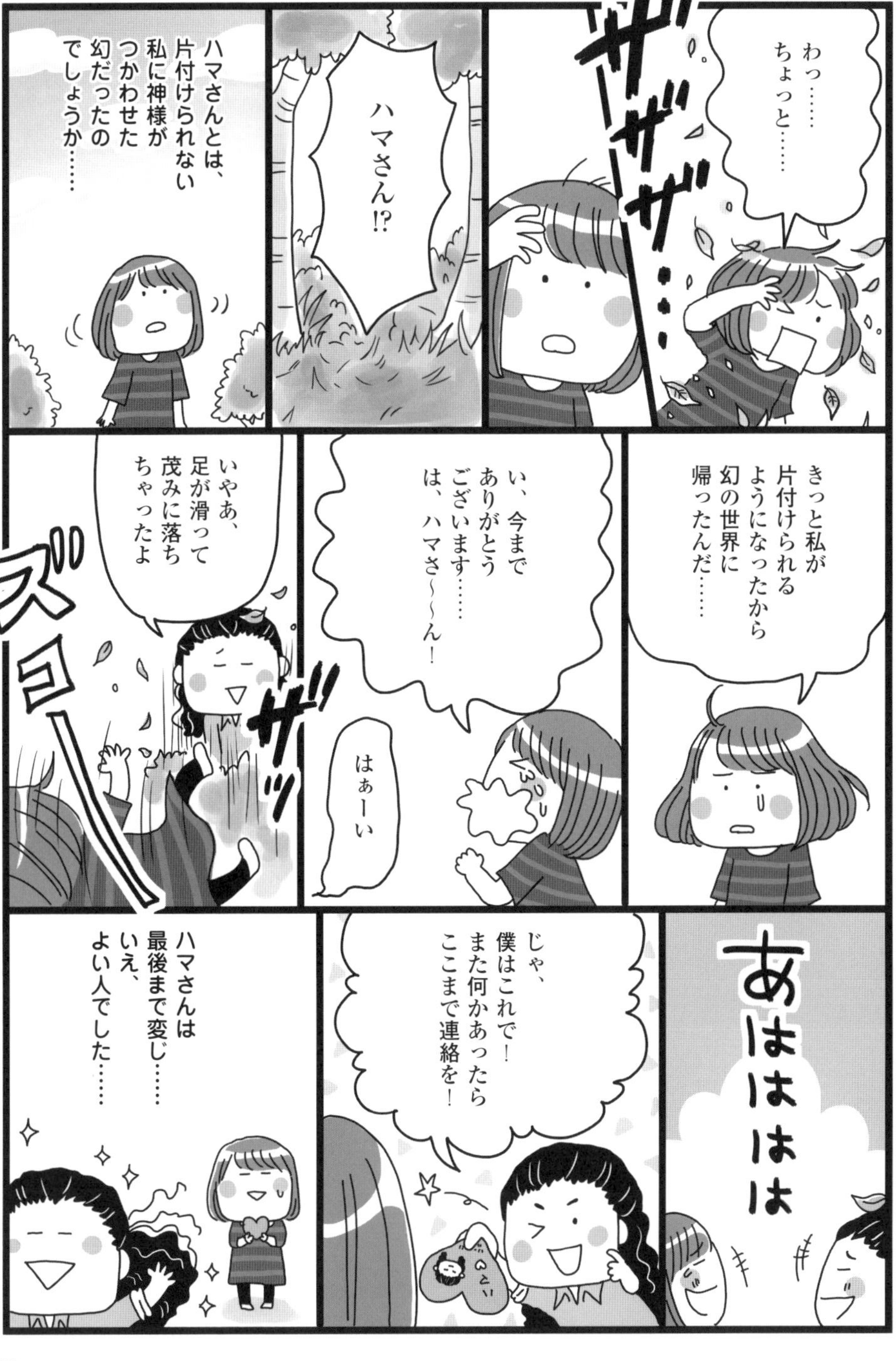

わっ……ちょっと……
ザザザ…
ハマさん!?
ハマさんとは、片付けられない私に神様がつかわせた幻だったのでしょうか……
きっと私が片付けられるようになったから幻の世界に帰ったんだ……
い、今までありがとうございます……は、ハマさ〜〜ん！
はぁーい
いやあ、足が滑って茂みに落ちちゃったよ
ズヨ
ザッ
あははは
じゃ、僕はこれで！また何かあったらここまで連絡を！
ハマさんは最後まで変じ……いえ、よい人でした……

chapter 5

1 論理的な思考が身につき仕事の能率が上がる

◆片付けられると仕事のできる人になれる

片付けるという行為は、みなさんが思っている以上に高度な技術です。どこに何が入るのかを予想して、段取りをつけ、ひとつずつモノをしかるべき場所に収めなくてはなりません。その過程では論理的に物事を考えなくてはなりませんから、片付けるトレーニングを続けることで、想像力や思考力が身につきます。

それは仕事の場面でも、顕著に表れるでしょう。次にどの作業をするべきかを考えながら仕事をこなすようになるので、仕事の能率が上がります。同じ時間内で、以前よりも多くの業務に取り組めるようになり、仕事のできない人から仕事のできる人へと変身します。

また、論理的な思考力が身につけば、仕事のミスや物忘れが減るので、自信もわいてく

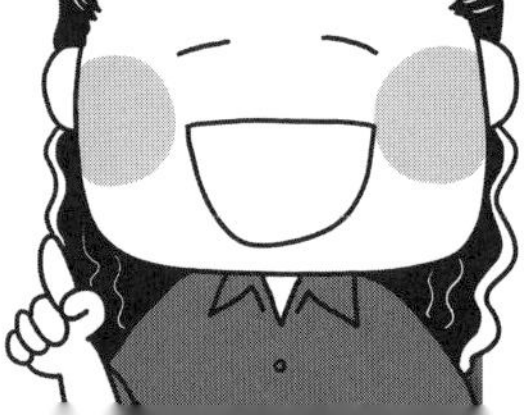

るでしょう。

　スピーディーかつ正確に業務を遂行するうえに、自信がつけば、もう怖いものなしです。それに比例して収入も上がっていくでしょうし、片付けられなかったときと比べて、ずっと仕事が楽しくなるはずです。仕事でのストレスが軽減されれば、衝動買いなどの余計な出費も減りますから、貯金も増えていくでしょう。

　あるいは人生が勢いづくことで、ほかにチャレンジしたいことが出てくるかもしれません。そうなれば、眠っていたあなたの才能を遺憾なく発揮するとき。新たな生活をスタートさせるもよし、副業として稼ぐもよし。片付け前とは比べものにならないほど、社会に貢献できていることを実感できます。

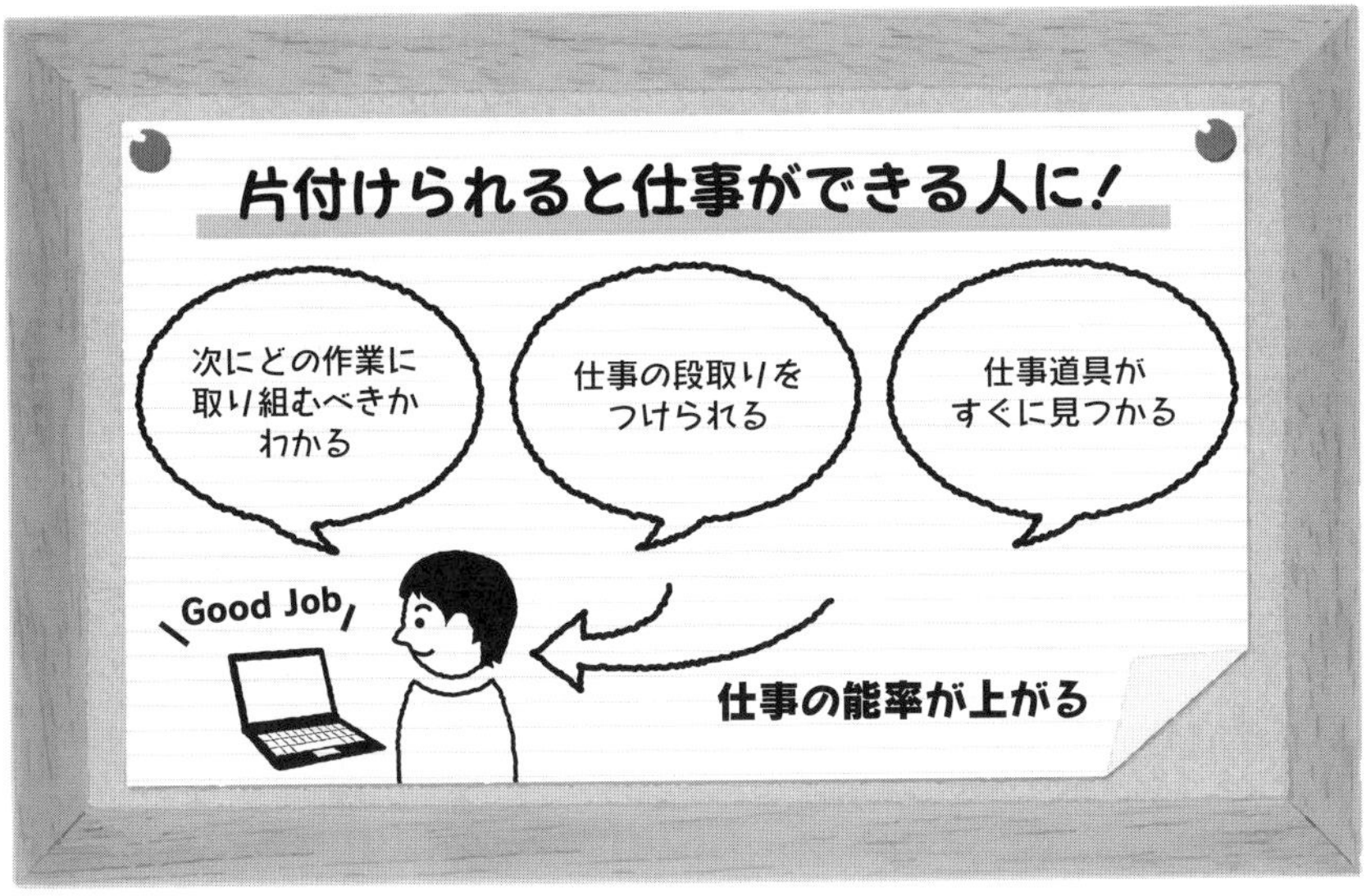

chapter 5

② 部屋で熟睡できるようになり健康になる

◆良質な睡眠は健康に効果抜群

睡眠不足から引き起こされる健康障害は、目に見えて明らかです。夜にきちんと眠れなければ、日中はボーッとしてまるで仕事や家事に身が入らず、無気力な毎日を過ごすことになります。汚い部屋ではリラックスして眠ることができないため、溜《た》め込み障害の多くの人は、慢性的な睡眠不足に悩まされています。

しかし部屋がきれいに片付き、夜ぐっすり眠ることのできる環境が整えば、どうでしょうか。睡眠不足が解消されて、体には明らかな好影響が出てきます。

常に悩まされていた謎の疲労感や気だるさはすっかり消えて、体は軽くなり、仕事や家事に積極的に取り組もうとする気力がわいてきます。鬱々とした気分も改善され、心が前

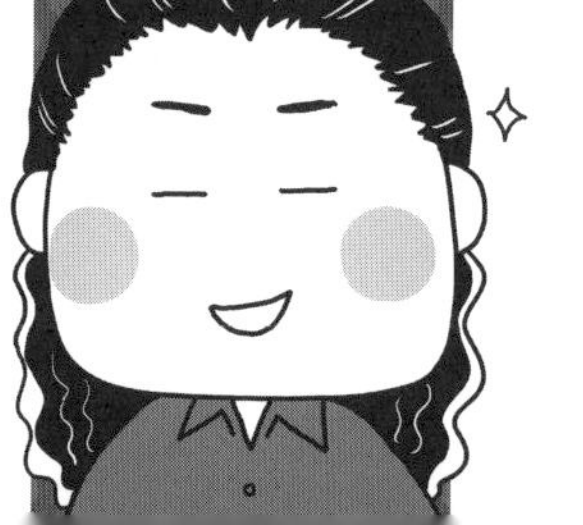

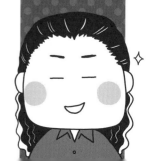

向きになるのです。

また、睡眠によってストレスも解消されるので、肌やおなかが快調になっていくのも実感できるでしょう。充分に睡眠をとると代謝力がアップするので、ダイエットにも効果があります。結果的に、片付けとは、美容にもよい影響があるのです。

このように部屋を片付けると、心身が健康になっていきます。

心と体にゆとりが生まれると、神経症的な面も改善されるので、ささいなことでイライラすることもなくなります。以前の自分ならすぐに目について気分を害していた他人の所《しょ》作《さ》にも寛容になり、人間関係もずっとラクになるでしょう。

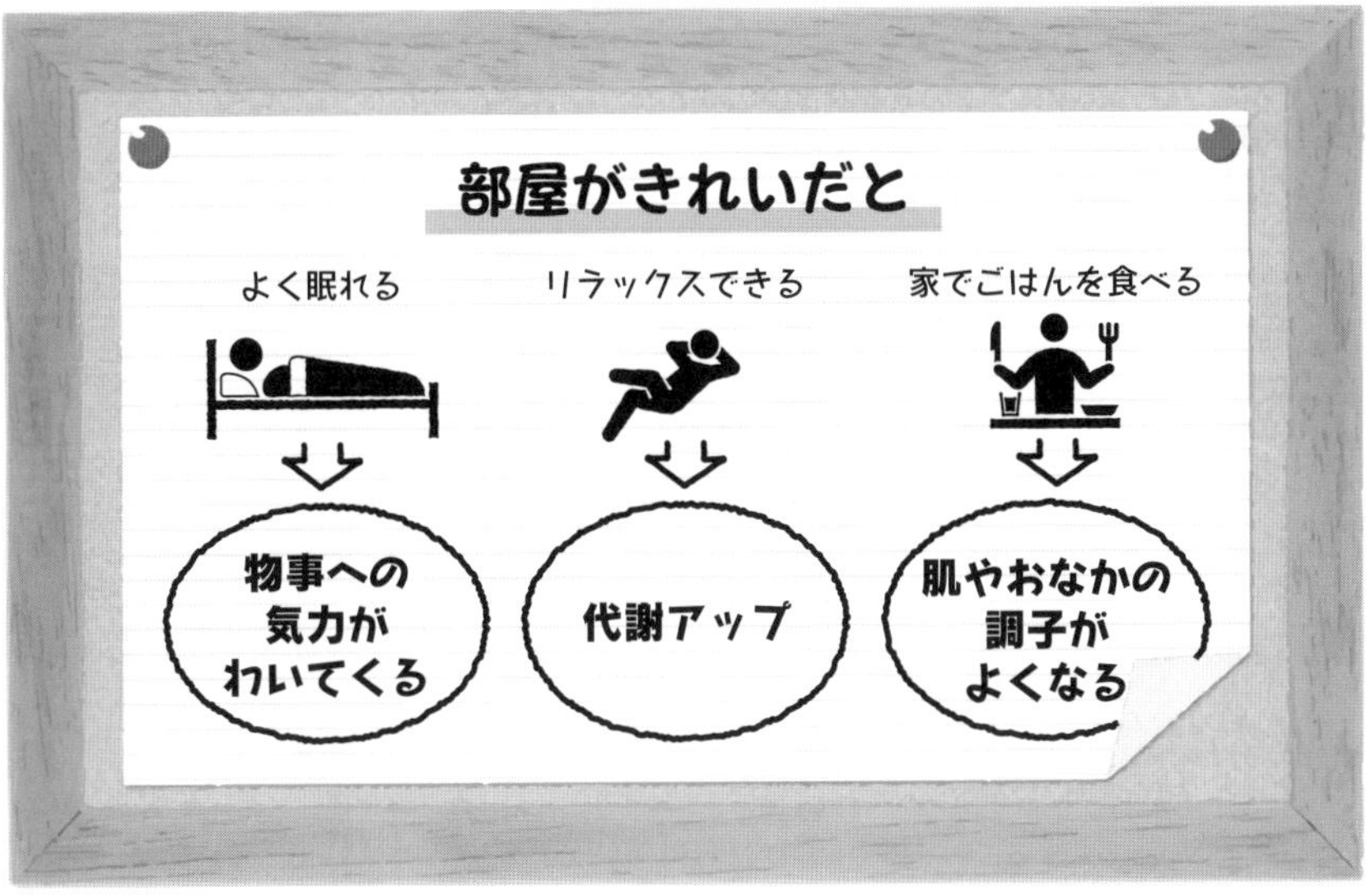
部屋がきれいだと
よく眠れる
物事への気力がわいてくる
リラックスできる
代謝アップ
家でごはんを食べる
肌やおなかの調子がよくなる

chapter 5

3 探す時間や手間が省けて人生にゆとりが生まれる

◆これまでの無駄な時間が、すべて有益な時間に！

片付けられない状態だと、自分でも何をどこにしまったのかがわからず、ペンひとつ取り出すにしても「あれ、どこにいったっけ?」と部屋じゅうをひっかき回すはめになります。この探す時間のなんともったいないこと！　朝の身支度にしても「あのネクタイはどこにやったっけな?」なんて探しているうちに、時間は刻一刻と進みます。これが遅刻の原因になっている人も多いのです。

モノが散らかっている状態というのは、モノを探すための時間を浪費している状態ともいえます。このようなロスタイムがなくなれば、浮いた時間をもっと自分のために使うことができるのです。

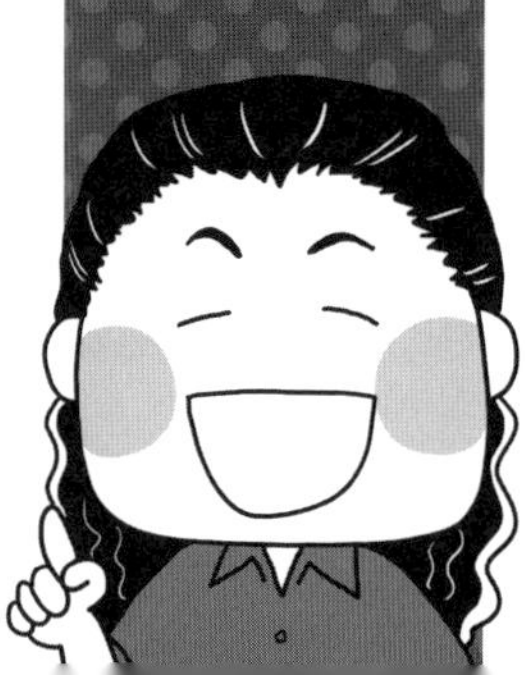

溜め込み障害の実例では、以前よりも日に2～3時間ほど時間に余裕が生まれたという人もザラにいます。その時間で自分のスキルアップにつながる資格の勉強をしたり、運動をしたりと、時間のゆとりによって、ライフスタイルは劇的によい方向へ転じます。資格勉強が実を結べば、収入アップも期待できます。

また、毎日残業続きで休日出社も当たり前だった人も、毎日8時間以上睡眠時間を確保できるようになり、休日には自分の趣味に没頭する時間も作れるようになったというケースも。モノが散らかっている部屋が、いかに時間を空費させるか、よくわかるでしょう。部屋を片付け、時間に余裕が生まれると、人生そのものにゆとりが出てくるのです。

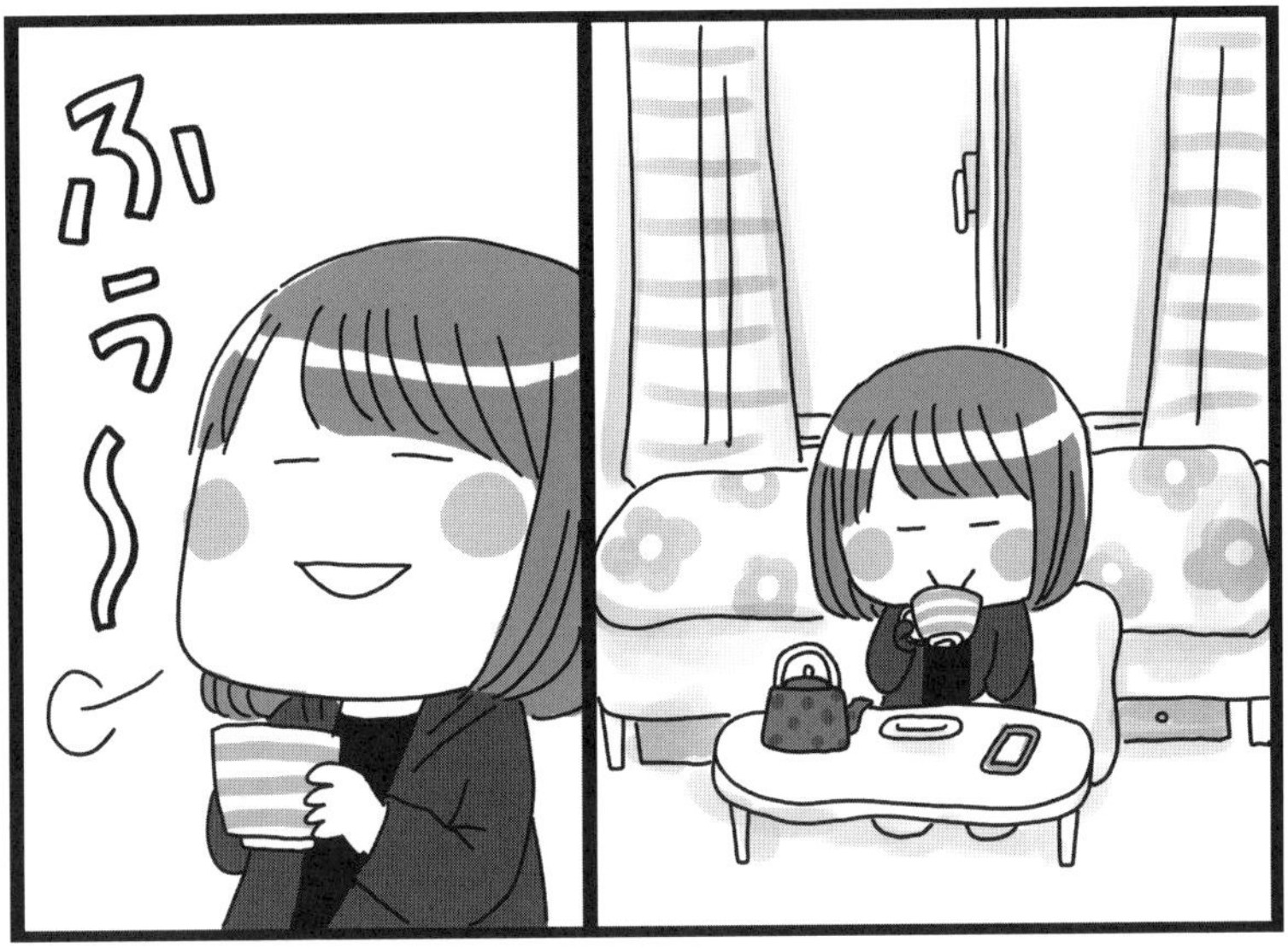

chapter 5

④ 片付けられると人間関係が円滑になる

◆人間関係がよくなり友達や恋人ができる

最後に、片付けられない人の心の状態をおさらいしてみます。部屋が散らかっていると自分の部屋なのにリラックスできず、ストレスを常に抱えているのでささいなことでイライラ。他人に対しても批判的な言葉をかけてしまいます。部屋は脳内を映す鏡ですから、部屋の散らかりに比例して、頭の中も雑然としています。そうすると約束事も忘れがちで、友人や恋人との遊びの約束をドタキャンなんてことも……。また、余計なモノが多いせいで身支度に時間がかかりますから遅刻もしょっちゅう。

このような人が、大勢の友人に囲まれ、素敵な恋人もいるというのは、想像しがたいでしょう。

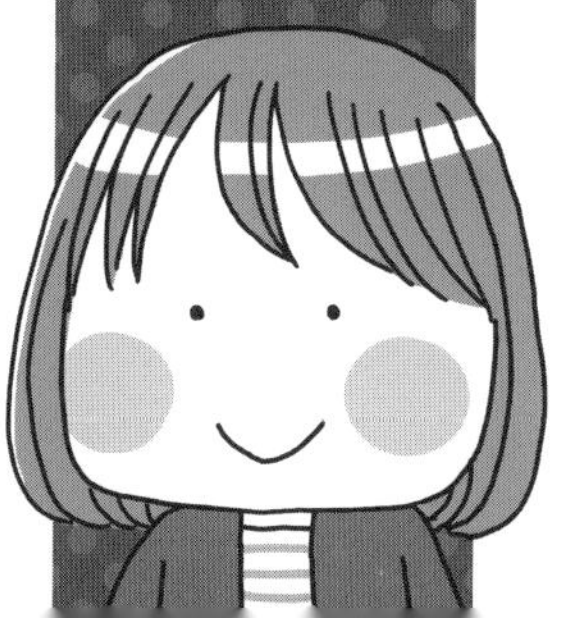

ではこういった人が片付けられる人に変身するとどうなるか。睡眠不足とストレスから解放され活き活きするので、批判的な眼差しで他人を見ることは少なくなります。時間不足も解決しますから、約束事を順守するのはもちろんのこと、待ち合わせに遅刻することもなくなるでしょう。友人関係は円滑になるはずです。

　また、充分な睡眠とローカーボ食で美容に効果が出ますから、素敵な恋人ができる可能性もゼロではありません。

　自分の才能を発見できたなら、見聞が広がりますから、第二の人生がスタートするでしょう。これが、片付けが最高の自己啓発である所以《ゆえん》です。

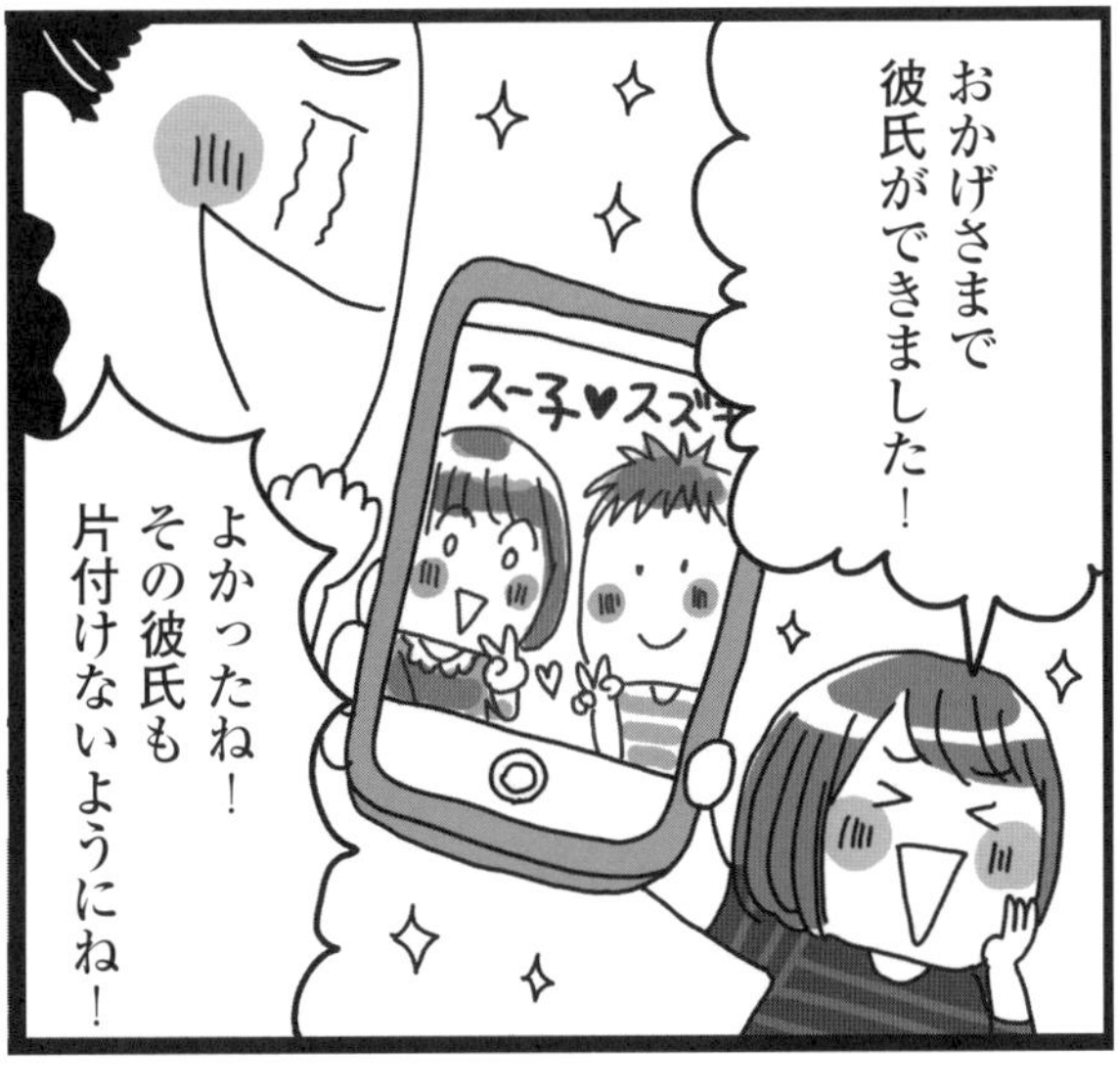
おかげさまで彼氏ができました！
スー子♥スズ
よかったね！その彼氏も片付けないようにね！

参考書籍

『ガイドブックアスペルガー症候群
親と専門家のために』
東京書籍／トニー・アトウッド（著）、
冨田真紀・内山登紀夫・鈴木正子（訳）

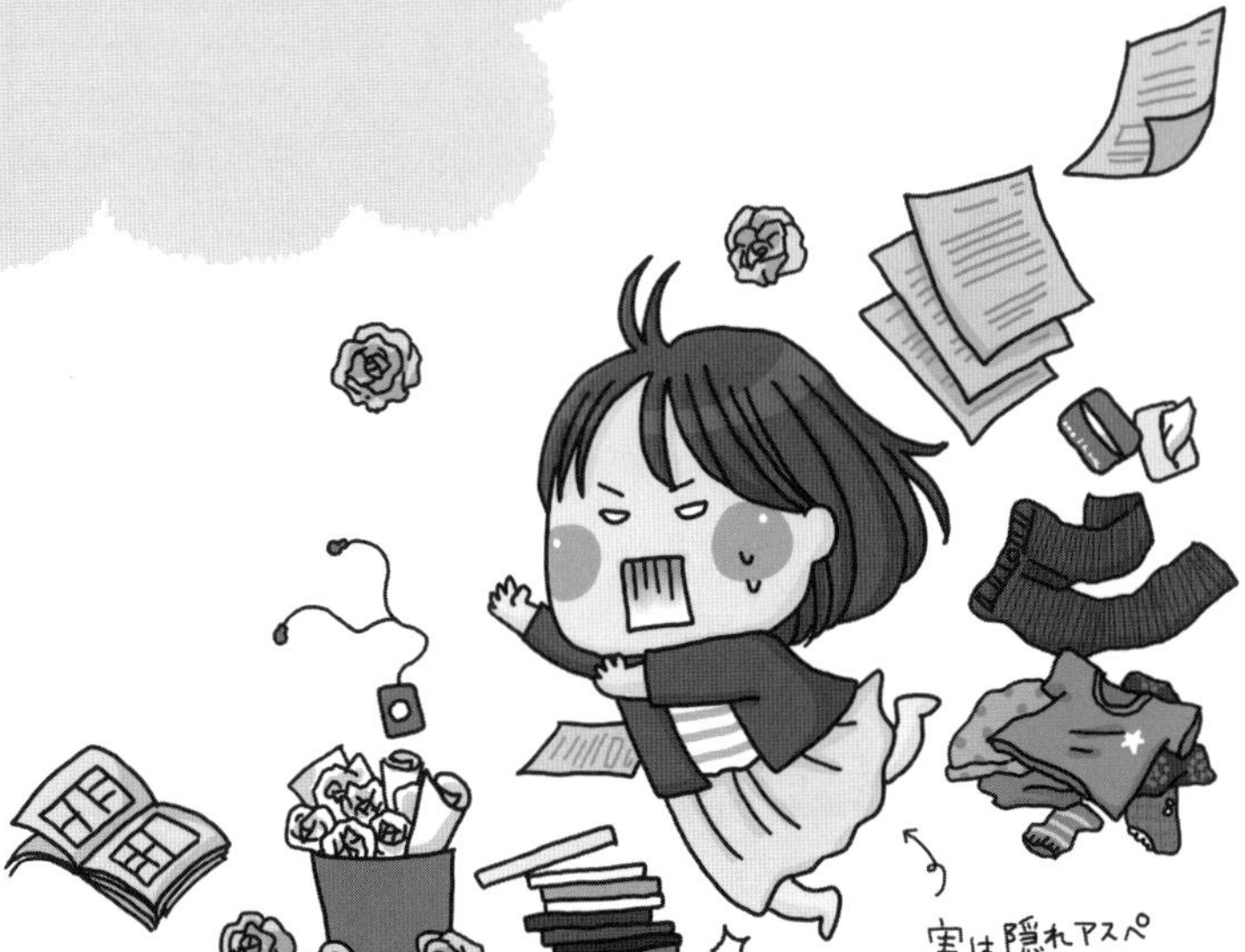

Book Staff

企画：金成泰宏
（株式会社マスターマインド）
漫画：カタノトモコ
編集：住友光樹、
松本望（株式会社 G.B.）
デザイン：別府拓（G.B.Design House）
DTP：徳本育民

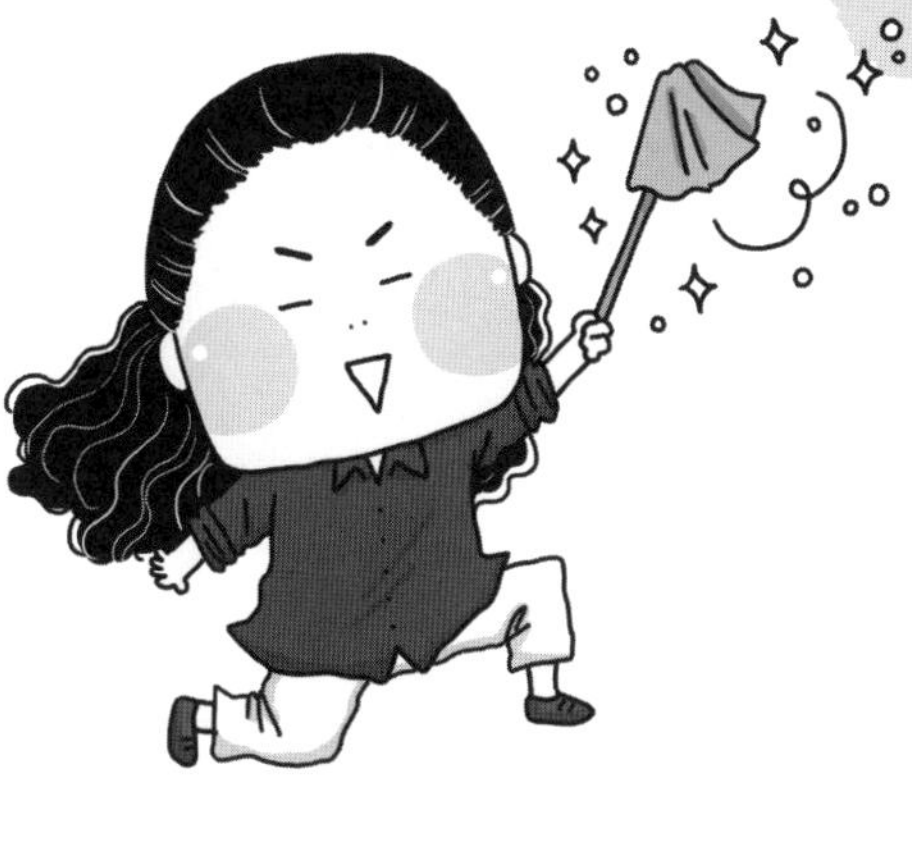

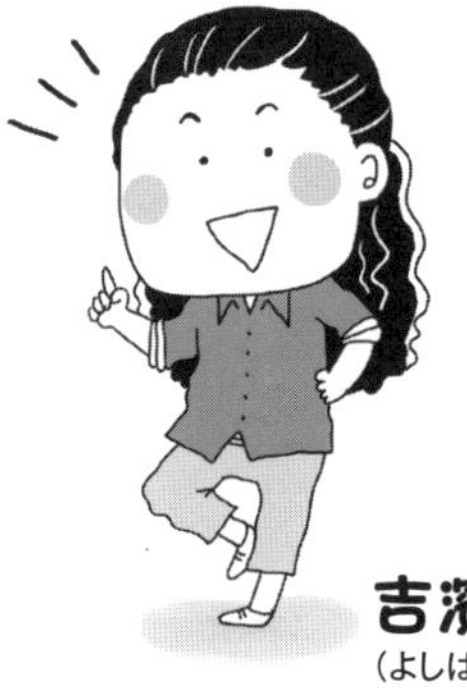

吉濱ツトム
（よしはま　つとむ）

発達障害カウンセラー。幼い頃より自閉症、アスペルガーの症状に悩まされる。発達障害の知識の習得に取り組み、あらゆる改善法を研究し、実践した結果、数年で典型的な症状が半減。26歳で社会復帰。同じ症状に悩む人たちが口コミで相談に訪れるようになる。現在、個人セッションのほか、教育、医療、企業、NPO、公的機関からの相談を受けている。著書に『アスペルガーとして楽しく生きる』（風雲舎）、新書『隠れアスペルガーという才能』（ベストセラーズ）などがある。

片付けられないのは
アスペルガー症候群のせいでした。

2016年　9月23日　第1刷発行
2022年　7月20日　第5刷発行

著者／吉濱ツトム

発行人／蓮見清一
発行所／株式会社宝島社
〒102-8388　東京都千代田区一番町25番地
電話／営業　03-3234-4621
編集　03-3239-0928
https://tkj.jp

印刷・製本／サンケイ総合印刷株式会社

ISBN978-4-8002-6021-5